U0254905

浅谈人兽共患病

ZOONOSIS

主编 郭杨 陈斌 陈弟诗

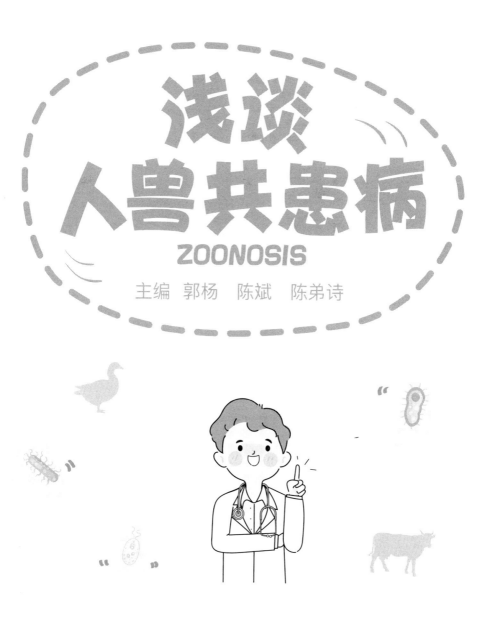

四川科学技术出版社

支持基金：四川省重点研发项目（立项编号2022YFN0007）

图书在版编目（CIP）数据

浅谈人兽共患病 / 郭杨，陈斌，陈弟诗主编. -- 成都：
四川科学技术出版社，2023.7

ISBN 978-7-5727-1040-7

Ⅰ.①浅… Ⅱ.①郭… ②陈… ③陈… Ⅲ.①人畜共
患病 - 防治 - 普及读物 Ⅳ.①R535-49②S855.99-49

中国国家版本馆CIP数据核字（2023）第124213号

浅谈人兽共患病
QIANTAN RENSHOU GONGHUAN BING

主　编　郭　杨　陈　斌　陈弟诗

出 品 人　程佳月
策划组稿　钱丹凝
责任编辑　税萌成
封面设计　筱　亮
责任出版　欧晓春
出版发行　**四川科学技术出版社**
　　　　　成都市锦江区三色路238号　邮政编码　610023
　　　　　官方微博 http: //weibo.com/sckjcbs
　　　　　官方微信公众号 sckjcbs
　　　　　传真 028-86361756
成品尺寸　**145 mm × 210 mm**
印　　张　**4.5　字数　90　千**
印　　刷　四川华龙印务有限公司
版　　次　2023年7月第 1 版
印　　次　2023年9月第 1 次印刷
定　　价　**35.00元**

ISBN 978-7-5727-1040-7

邮购：成都市锦江区三色路238号新华之星A座25层　邮政编码：610023
电话：028-86361770

编 委 会

主　编：郭　杨　陈　斌　陈弟诗
副主编：徐志文　邓　飞　李　丽
主　审：周久顺　漆　琪　刘　宇
编　委：按姓氏笔画排序

王利春	畜牧师	四川鼎王金猪科技有限公司
邓　飞	高级兽医师	四川省动物疫病预防控制中心
石艳萍	兽医师	四川省动物疫病预防控制中心
邢　坤	兽医师	四川省动物疫病预防控制中心
刘力铭	经济师	四川省疾病预防控制中心
李　丽	高级兽医师	四川省动物疫病预防控制中心
李　伟	副主任技师	四川省疾病预防控制中心
李　淳	高级兽医师	四川省动物疫病预防控制中心
李　张	副主任医师	四川省疾病预防控制中心
李盛琼	兽医师	四川省动物疫病预防控制中心
邱明双	兽医师	四川省动物疫病预防控制中心
何蕴利	会计师	四川省动物疫病预防控制中心

张　毅　正高级兽医师　　四川省动物疫病预防控制中心

张　恺　医师　　四川省疾病预防控制中心

张代芬　正高级兽医师　　四川省动物疫病预防控制中心

张孟思　兽医师　　四川省动物疫病预防控制中心

陈　斌　推广研究员　　四川省动物疫病预防控制中心

陈科竹　本科　　内蒙古农业大学

陈弟诗　正高级兽医师　　四川省动物疫病预防控制中心

邵　靓　正高级兽医师　　四川省动物疫病预防控制中心

周丽君　副主任医师　　四川省疾病预防控制中心

周莉媛　高级兽医师　　四川省动物疫病预防控制中心

侯　巍　正高级兽医师　　四川省动物疫病预防控制中心

姚　玲　兽医师　　四川省动物疫病预防控制中心

徐志文　教授　　四川农业大学

高　露　兽医师　　四川省动物疫病预防控制中心

郭　杨　副研究员　　四川省疾病预防控制中心

黄雅琳　助理兽医师　　四川省动物疫病预防控制中心

曾元俊　研究生　　青岛大学公共卫生学院

序 言

传染病从未远离人类，并一直严重威胁人类健康。

人兽共患病是现代传染病的主要类型之一。历史上，对人类危害严重的几次传染病大流行，基本都是从动物传播到人类的，如鼠疫、天花、禽流感、严重急性呼吸综合征（"非典"）等。

如果把对抗人兽共患病比喻成一场战役，那么病原体就是我们的敌人。动物——特别是野生动物在疫病传播中多次扮演着重要角色。在自然状况下，病原体与动物长期共存，达成了某种动态平衡，但是当原有的生态平衡遭到破坏时，病原体便可能传到人类。

社会和文化因素也同样加剧了人兽共患病的蔓延。首先，全球化使世界更加紧密地联系在一起。其次，文化习俗，例如饮食、丧葬、节日习俗等，在很大程度上会影响人兽共患病的传播。这也正是传统文化与现代生活方式的冲突在公共卫生领域的具体体现。

受环境、社会和文化方面的影响，人兽共患病的流行与发生模式在不断变化。大多数人兽共患病的出现都可以归结为生态平衡遭到破坏，或者病原体惯常寄居的环境发

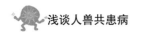

生改变。"平衡与失衡"是更为贴切的形容。

　　随着医学科学的进步，特别是现代流行病学和传染病学的发展，大大延长了人类的寿命，提高了人类的生活质量。但是，面对威胁人类健康和生命的传染病，特别是人兽共患病，人类还是有太多的未知需要去探索。

　　未来，人类与人兽共患病、与各种病毒和各种病原体的斗争还将长期持续下去。科学研究和科学普及是我们与之斗争的两个拳头，缺一不可。这本《浅谈人兽共患病》是一本将学术与科普完美结合的佳作。这本科普书能为广大群众普及人兽共患病的相关知识，让大众树立科学的防控观念；同时能给更多投身于人兽共患病防控的专业人员提供助力。相信它的出版和发行必将为人类战胜人兽共患病发挥重要而有益的作用。特为之作序。

廖云军

2023 年 7 月

前　言

　　传染病早于人类存在于自然界，对人类社会有重要影响，同时也是决定人类生存的一个因素。人兽共患病是现代传染病的主要类型之一，并以新现和再现形式发生，在可预见的将来也将是这样。历史上，对人类危害严重的几次传染病大流行，基本都是从动物传播到人类的，如鼠疫、天花、禽流感、"非典"等。近年来，人兽共患病的发病率在我国呈上升趋势，如 1997 年香港暴发的 H5N1 型禽流感，2003 年的"非典"，2009 年的甲型 H1N1 流感，2013 年的 H7N9 型禽流感，2014 年广东的登革热，2015 年的中东呼吸综合征，以及 2016 年寨卡病毒的输入性感染等等。而世界上的新现人兽共患病在我国及周边国家也已有发生，如猴痘。人兽共患病可能造成重大社会灾难和恐慌，以及巨大的经济损失，对人类的威胁正在加大。人兽共患病已成为影响全球的重大公共卫生问题，也愈来愈引起人们的普遍关注。

　　流行病学家卡尔文·施瓦布曾说"世界上只有一种医学"，借以警醒世人，人类与动物相互依存，人类与动物的健康和疾病密切相关。

　　那么，什么是人兽共患病？它们从哪里来？又是如

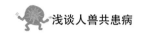

何致病、传播的？我们在日常生活中应该如何预防人兽共患病？一系列关于人兽共患病的科普知识迫切需要被大众所知晓。为此我们收集相关文献资料，编写了这本科普图书。希望这本科普书能抛砖引玉，为广大群众普及人兽共患病的知识，树立科学的防控观念；同时让更多的专业人员投身于人兽共患病的防控工作中，护佑大众健康。

我们把人兽共患病有关的科学知识以简单的问答方式告诉读者，激发读者的阅读兴趣，引导读者用科学的方法面对疫情。本书简述了人兽共患病的概念、危害、分类、表现复杂的原因、流行病学、防治知识、消毒知识以及人兽共患病的其他相关科普知识，融科学性、知识性、教育性于一体。希望大家看完这本书后，能够了解与人兽共患病相关的知识，提高对人兽共患病的预防意识和能力，用更科学的方法防控疾病、健康生活。

本书在编写过程中，得到了四川省动物疫病预防控制中心和相关科研机构有关专家、学者的大力支持，在此向他们表示诚挚的感谢。本书也得到了四川省科技计划项目（项目编号：2022YFN0007）的支持。在编写过程中我们参考了很多论著和中外资料，但限于篇幅，未能在书中全部列出，在此向这些出版者和作者表示感谢。限于学识，书中难免存在疏漏、错误，尚祈读者予以指正。

编者

2023 年 7 月

目　录

第一章　人兽共患病的概念

　　导读： 从鼠疫、狂犬病、炭疽、疯牛病等到禽流感、SARS……这些疾病不仅威胁动物的健康，也给人类社会带来影响。这些疾病不仅能感染动物，还能感染人类。21世纪以来人兽共患病仍然是人类死亡的重要原因。人类社会似乎正面临微生物世界的巨大挑战，人类与疾病的斗争不仅是医疗问题，也是社会问题，只有了解人兽共患病，我们才能有效地预防、控制人兽共患病的传播。

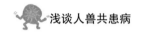

1. 什么是疾病？

疾病是与健康相对的一种机体状况；机体在一定原因的损害性作用下，因自稳调节紊乱发生的异常生命活动过程。

人类疾病种类非常复杂，影响各异。

家畜和禽类疾病会影响畜禽的生存和人类的健康，同时也会造成严重的经济影响。

野生动物疾病主要影响种群数量或生存。

2. 什么是病原体？

病原体是指能导致人、动物等生物发生感染的媒介统称，主要包括微生物和寄生虫。

3. 什么是传染病？

传染病（infectious diseases）是指病原微生物（病毒、细菌、衣原体、支原体、螺旋体等）和寄生虫感染人或动物后产生的有传染性、可能造成流行的疾病。其中我国法定传染病共 40 种，分为甲、乙、丙 3 类，甲类 2 种，乙类

27 种，丙类 11 种。此外，还包括中华人民共和国国家卫生健康委员会（简称国家卫健委）决定列入乙类、丙类传染病管理的其他传染病和按照甲类管理开展应急监测报告的传染病。

4. 什么是人兽共患病？

世界卫生组织（WHO）和联合国粮农组织（FAO）将人兽共患病（zoonosis）定义为：人类和脊椎动物由共同病原体引起的、又在流行病学上有关联的疾病。人兽共患病主要由细菌、病毒和寄生虫这三大类病原体引起，感染人类的人兽共患病病原体主要来源于人类饲养、驯化的畜禽和野生脊椎动物。

目前全世界已知的微生物类传染病有 200 多种、寄生虫病有 150 多种，属于人兽共患病的有 200 多种，其中对人类危害严重的有 90 多种，曾在世界范围内造成重大损失的约有 30 种。

5. 什么是新现人兽共患病？

新现人兽共患病（emerging zoonosis）是指人群或动物

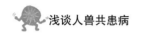

中第一次出现的人兽共患病，20世纪70年代以来新发现的病原体所引发的人兽共患病，也就是近50年新出现或新发现具有人兽共患病性质的疾病。

6. 什么是再现人兽共患病？

再现人兽共患病（re-emerging zoonosis）是指历史上曾经出现过，现在发病率明显上升或扩展到其他区域了，近年又重新流行的一些古老的人兽共患病种类。

7. 甲类、乙类法定传染病中的人兽共患病有哪些？

我国法定甲类传染病中，鼠疫和霍乱均属于人兽共患病。

我国法定乙类传染病中，狂犬病、高致病性禽流感、严重急性呼吸综合征（SARS）、布鲁氏菌病（简称布病）、炭疽、流行性乙型脑炎（简称乙脑）、钩端螺旋体病、血吸虫病等属于人兽共患病。

（郭杨）

第二章　人兽共患病的危害

　　导读：在人类历史上，一些人兽共患病曾造成了巨大的灾难，比如鼠疫。2002年底至2003年席卷我国及东南亚等国家和地区的SARS，给民众造成了极大的恐慌，对经济造成了严重的影响。

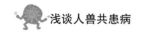

1. 为什么人兽共患病频繁发生?

近年来,人兽共患病肆虐全球,对人类造成了重大威胁,也引起了社会恐慌。对人兽共患病的防范远比对仅感染人的传染病或仅感染动物的传染病的防范复杂得多。野生动物生存环境被破坏,城镇化建设使野生动物与人类的地理距离缩小到能互相传播疾病。捕捉野生动物进行加工贸易使得疾病由接触者或动物源性加工品传染人。有些饲养宠物的人,对人兽共患病的认识不够,有些动物虽然不发病,但可以携带病原体造成传播。随着地球村概念的提出,日益便捷的交通使得全球人员的流动性加强,进而导致各种人兽共患病流行加快,传染范围迅速扩大。其结果是许多地方性疾病变成全球性瘟疫。

近年来,出现了许多新发烈性传染病,同时,原先基本控制的传染病由于野外病毒株变异加快,毒力增强,呈现新的严重病症。

2. 人兽共患病会造成重大社会灾难和恐慌吗?

据记载,全球曾发生过 3 次鼠疫大流行。第一次鼠疫大流行始于公元 6 世纪，流行持续了半个世纪，蔓延到全球大部分国家，约 1 亿人死亡；第二次鼠疫大流行从 14 世纪至 18 世纪，仅仅在 1347—1353 年就至少导致了欧洲 2 500 万人死亡，占当时欧洲人口的 1/4；第三次鼠疫大流行从 19 世纪末至 20 世纪初，有 30 多个国家染疫，死亡人数超千万。自 20 世纪 70 年代以来，全球先后新发生的传染病有 43 种，其中绝大多数为人兽共患病。根据联合国环境规划署报告，目前全球每年约有 200 万人死于人兽共患病。历史上人兽共患病（如：鼠疫、天花、霍乱、伤寒、狂犬病等），近代新发现的人兽共患病（如：禽流感、疯牛病、埃博拉、炭疽等）均给人类造成重大社会灾难和恐慌。

另外生物恐怖对人类的威胁依然存在。部分人兽共患病属于烈性传染病，在两次世界大战中，都曾用过这些烈性传染病的病原体作为生物战剂，严重威胁人类生命安全。例如 2001 年美国发生炭疽邮包袭击事件，造成十多人被感染，德国和澳大利亚又相继发现"细菌邮件"，这些都给社会造成了极大的恐慌。

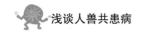

3. 人兽共患病会造成巨大经济损失吗?

有些人兽共患病的广泛流行,可能降低动物生产和动物制品的效能,动物的生长,肉类和乳类的品质,皮革和皮毛的数量、质量等都会下降。有些人兽共患病会严重危害动物的生殖能力,使其繁殖率下降。乙脑、炭疽、布病、禽流感等会直接造成大批禽畜死亡、不孕、寿命缩短,间接影响群众消费心理,造成恐慌,使整个产业链遭受巨大经济损失。为控制禽流感、疯牛病、口蹄疫等疾病,人们已经无害化处理了不计其数的禽畜,其造成的直接或间接经济损失巨大。世界银行曾在 2008 年估计,如果由禽流感病毒引发严重的人类大流感,将会使全球所有国家国内生产总值之和萎缩 5%,造成 3 万亿美元的经济损失,并可能造成 7 000 万人死亡。由此可见,人兽共患病不仅会对人类健康造成影响,破坏生态环境的平衡,还会影响国民经济的发展。

(刘力铭、郭杨)

第三章　人兽共患病的分类

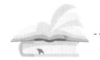

　　导读：人兽共患病可以从不同角度进行分类，比较常用的是按病原体种类、病原体储存宿主、病原体生活史进行分类。

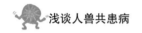

1. 按病原体种类怎样分类?

按病原体种类进行分类,是医学界常用的分类方法,可以分为:病毒性人兽共患病、细菌性人兽共患病、衣原体性人兽共患病、立克次氏体性人兽共患病、螺旋体性人兽共患病、真菌性人兽共患病、寄生虫性人兽共患病。

2. 按病原体储存宿主怎样分类?

按病原体储存宿主(病原体来源)进行分类,可以分为:以动物为主要储存宿主的人兽共患病、以人为主要储存宿主的人兽共患病、以动物和人为共同储存宿主的人兽共患病、真性(必须以人和动物分别作为病原体的终末宿主和中间宿主)人兽共患病。

3. 什么是以动物为主要储存宿主的人兽共患病?

动物是病原体的储存宿主,病原体常在动物间传播,偶尔感染人,如:鼠疫、狂犬病、旋毛虫病、钩端螺旋体病等。

4. 什么是以人为主要储存宿主的人兽共患病?

人是病原体的储存宿主，病原体常在人与人间传播，偶尔感染动物，如：人型结核、阿米巴痢疾等。

5. 什么是以动物和人为共同储存宿主的人兽共患病?

人和动物都是病原体的储存宿主，病原体可以在人与人、人与动物之间相互传播，如：结核病、血吸虫病等。

6. 什么是真性人兽共患病?

病原体必须以人和动物分别作为病原体的终末宿主和中间宿主（病原体多为寄生虫），缺一不可，如：猪带绦虫病和猪囊尾蚴病。

7. 按病原体生活史怎样分类?

按病原体生活史进行分类，可以分为：直接人兽共患病、中介性人兽共患病、循环性人兽共患病、腐生性人兽

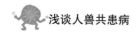

共患病。

8. 什么是直接人兽共患病？

病原体通过直接或间接接触传播，主要传染途径为皮肤、黏膜、消化道、呼吸道等，如：结核病、布病、狂犬病、流行性出血热等。

9. 什么是中介性人兽共患病？

病原体生活史必须有脊椎动物和无脊椎动物共同参与才能完成感染，如：森林脑炎、登革热、华支睾吸虫病等。

10. 什么是循环性人兽共患病？

病原体为完成生活史需两种或多种脊椎动物宿主，但不需要无脊椎动物参与的人兽共患病，如：猪带绦虫病、猪囊尾蚴病、棘球蚴病。

11. 什么是腐生性人兽共患病？

病原体生活史需要至少一种脊椎动物宿主在一种非生物基质（水、土壤、植物等）下繁殖才能完成感染的人兽共患病，如：炭疽、破伤风、气性坏疽等。

12. 按出现时间远近不同怎样分类？

人兽共患病按出现时间远近不同，可以分为新现人兽共患病和再现人兽共患病。

13. 新现人兽共患病有哪些？

包括由新发病原或者老病新种所引发的人兽共患病，即新传染病（已知病原进化或变化），包括在宿主范围、媒介生物、致病性或毒株方面进化或变化；或者以前不认识的传染或疾病。如新现的人兽共患传染病：禽流感病毒（H5N1）引起的人高致病性禽流感、冠状病毒引起的严重急性呼吸综合征、伯氏疏螺旋体引起的莱姆病等。

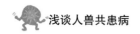

14. 新现人兽共患病对人类威胁大吗？

20世纪70年代以来，全球新发生的传染病有40多种，例如猴痘、流行性出血热、疯牛病、禽流感等，其中我国存在或潜在的有20多种。新出现的传染病导致了全球公共卫生问题。在这些新发现的传染病中大部分是动物源性人兽共患病，主要是病毒性传染病和自然疫源性疾病，特点是：传染性强、传播速度快、流行范围广、发病率与病死率高、对人类和动物的健康均构成威胁。例如埃博拉热，非洲区域埃博拉病毒病疫情多次暴发，截至2020年末，刚果（金）已暴发过5次埃博拉疫情，共造成5 000多人感染，近3 000人死亡。

15. 再现人兽共患病有哪些？

再现人兽共患病包括那些过去已得到有效控制而现在又复发的和未得到有效控制的人兽共患病，即病原已知，但地理区域发生变化、宿主范围扩大或流行明显增强的人兽共患病，如：狂犬病毒引起的狂犬病、结核杆菌引起的结核病、布鲁氏菌引起的布病、霍乱弧菌引起的霍乱等。

目前人类面对传染病的形势是新旧传染病的双重威胁：再发人兽共患病卷土重来，再次威胁人类；新发人兽共患病出现，不断威胁人类和动物的健康。

（郭杨）

第四章 人兽共患病表现的复杂性

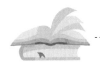

　　导读：许多人兽共患病是人与动物之间的烈性传染病，不光在人与人之间或者动物与动物之间传播，还会跨物种在动物与人之间进行异源传播。同时，传播形式多样，加大了疾病传播的范围和防治的难度，表现复杂。接下来，我们就一起来看下人兽共患病表现的复杂性都体现在哪些方面。

1. 人兽共患病都是自然疫源性疾病吗?

多数人兽共患病都属于自然疫源性疾病。自然疫源性疾病流行于自然界野生动物之间,一般都具有典型的地方性特点,以及较明显的区域性或季节性,受自然因素的影响,也与人类的经济活动密切相关。想要控制与消灭自然疫源性疾病难度非常大,因为该类疾病除了分布广泛、储存宿主众多外,多数还呈隐性感染状态,不易被发现。

2. 人兽共患病对动物和人类的致病表现是否一致?

目前已知的 200 多种人兽共患病中,根据病原学特征又可以分为病毒性、细菌性、真菌性、寄生虫性、立克次氏体性、支原体性等多个种类。据统计,全球 24 亿人患有13 种最常见的人兽共患病,每年导致约 270 万人死亡。人兽共患病对人类和动物的健康都造成了巨大威胁,同时极大影响了畜牧业生产,对经济发展造成巨大影响。

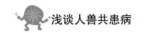

由于人与动物之间存在巨大的种群差异，所以同一种人兽共患病的病原体，在动物和人身上所表现的症状可能有所不同。例如，朊病毒在羊身上只是引起瘙痒症，但是在人身上，就可能产生神经组织退化等类似疯牛病的症状，还可能引起克－雅氏病、致死性家族失眠症等病症。

3. 人兽共患病在新现和再现传染病中扮演了什么角色？

历史上发生的传统传染病曾给人类带来了巨大灾难，但经过人类与这些疾病的长期斗争，许多急性传染病被先后控制和消灭了。而近几年来，过去一些已经被控制的传染病，如鼠疫、结核病、狂犬病等人兽共患病又死灰复燃、卷土重来。

同时，随着全球经济、文化、人员交流愈加频繁，增加了生物入侵的机会和风险，也增加了人兽共患病出现和暴发的可能性。在新发传染病中，约 75% 为人兽共患病，其传染性强、流行范围广、传播速度快、发病率与病死率高，危害性巨大。自 2000 年以来，SARS、禽流感、甲型

H1N1 流感、炭疽、埃博拉出血热、寨卡病毒病、中东呼吸综合征、鹦鹉热、猴痘等新发和再发人兽共患病层出不穷，造成了大量人死亡和社会经济损失。

（李伟）

第五章　人兽共患病的流行现状

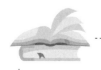

导读：人兽共患病种类繁多，流行趋势复杂，具有发病速度快、传播范围广、病死率高、难以核查和根除等特点，除给人类造成灾难外，还严重影响野生动物生存及畜牧业发展，甚至引发严重的公共卫生事件。

1. 全球人兽共患病流行现状是什么?

一是原有人兽共患病的连发、再发。包括:克里米亚 –
刚果出血热、狂犬病、莱姆病、肾/肺综合征出血热、鼠
疫、棘球蚴病、血吸虫病、结核病、布病等。

二是 20 世纪以来新发人兽共患病接连出现。新发传
染病大多都是人兽共患传染病,包括:猪 2 型链球菌病、
SARS、禽流感、猴痘、尼帕病毒病、寨卡病毒病、西尼罗
河病毒脑炎、委内瑞拉马脑炎、马尔堡出血热、埃博拉
出血热、拉沙热、登革热、黄热病、基孔肯雅热、裂谷
热、哈特兰病毒病等。

2. 近一个世纪以来我国和全球发生过哪些比较严重的人兽共患病呢?

(1)"非典"疫情

"非典"疫情是 21 世纪中国发生的一次严重的突发公
共卫生事件。2002 年这个新发疾病从我国广东首发继而传

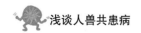

遍世界，最初被广州的专家命名为"传染性非典型肺炎"，简称"非典"，后被世界卫生组织（WHO）正式命名为严重急性呼吸综合征（severe acute respiratory syndrome），简称SARS。该病是由冠状病毒感染而引起的。经过流行病学调查，果子狸携带此种病毒，由于部分人售贩、食用果子狸，导致冠状病毒在人群中感染和传播，引起疫情暴发。据WHO 2003年8月15日公布的统计结果，全球累计病例共8 422例，涉及32个国家和地区；中国内地累计病例5 327例，死亡349人；中国香港累计病例1 755例，死亡300人；中国台湾累计病例665例，死亡180人。非典疫情的发生和蔓延给旅游、贸易、对外交往和社会生活带来负面影响。

（2）禽流感疫情

从2003年12月中旬以来，H5N1型高致病性禽流感突袭亚洲，在不到2个月的时间内，席卷了中国、韩国、日本、越南、泰国、柬埔寨、老挝和印度尼西亚8个东亚、东南亚和南亚国家，还导致多人死亡。此次禽流感流行的规模之大、地理分布范围之广、破坏程度之深在人类养禽业历史上均是史无前例的。2004年1月23日，该病在我国广西隆安县一个体养鸭场发生，随后在不到1个月的时间内，先后有 16 个省（自治区、直辖市）暴发 49 起 H5N1 型高致病性禽流感疫情，造成 14.31 万只家禽感染、12.76 万只家禽死亡，淘汰约 900 万只家禽。直至 2004 年 3 月该次疫情得到完全控制。

另外，H7N9 型禽流感既往仅在禽间发现，2013 年 3 月在我国上海、安徽两地首次出现人感染 H7N9，随后在 2013 年 4 月、2013 年 5 月 10 个省市、39 个地市相继报告出现 H7N9 疫情，速度之快令人有些措手不及。截至 2013 年 5 月 31 日，中国内地共报告确诊病例 131 例，死亡 39 人，死亡率近 30%，重症率近 80%。这一数字远高于 2003 年"非典"肆虐中国时 7% 的死亡率和 30% 重症率。截至 2013 年 12 月 31 日，中国内地共报告确诊病例 144 例，死亡 45 人。

（3）甲型 H1N1 流感疫情

2009 年 3 月，在墨西哥暴发"人感染猪流感"疫情。WHO 初始将此型流感称为"人感染猪流感"，后将其更名为"甲型 H1N1 流感"。随后甲型 H1N1 流感在美国大面积暴发，并蔓延到 214 个国家和地区，导致近 20 万人死亡，全球进入流感大流行阶段。截至 2010 年 3 月 31 日，中国有 31 个省（自治区、直辖市）累计报告甲型 H1N1 流感确诊病例 12.7 万余例，其中境内感染约 12.6 万例，死亡

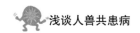

病约 800 例。WHO 宣布此次疫情为"国际关注的突发公共卫生事件"，并将全球流感大流行警戒级别升至 6 级，这是 WHO 40 年来第一次把传染病警戒级别升至最高。

（4）登革热疫情

近几年，登革热在南太平洋地区、非洲、南美洲、亚洲南部、东南亚的流行趋势更为严峻，其传播血清型类型、海拔区域、季节范围不断扩大，病死率及感染人数均呈现出不同程度的增加。我国在 2013 年云南西双版纳暴发登革热疫情；2014 年广东暴发大规模的登革热疫情，全国 4 万余人感染；2019 年中国内地 28 个省（自治区、直辖市）超过 2 万人感染登革热，造成了严重的公共卫生问题。

（5）布病疫情

全球 160 多个国家存在布病疫情。近十几年来，人布病的全球流行分布发生了急剧的变化，各国之间的发病率差别很大。发病率较高的国家是肯尼亚、也门、叙利亚、希腊和厄立特里亚。1950—2018 年我国累计布病病例 68 万余人，2014 年该病发病率达到了历史最高，随后呈现下降趋势。在地理分布上，尽管南方地区的发病率有所上升，布病绝大多数病例仍发生在我国北方地区，且明显高于南方地区。人们感染也具有明显的季节性分布，大多数在 3 月至 8 月，占 2016—2019 年病例的 64.5%。

（6）血吸虫病疫情

血吸虫病是一种在世界范围内广泛分布的寄生虫病，严重阻碍社会经济的发展、威胁公共卫生安全。血吸虫病主要分布在亚洲、非洲、南美洲和中东地区。目前全球约有 78 个国家或地区流行血吸虫病，超过 7 亿人生活在流行地区。2020 年，血吸虫感染者人数超过 2.4 亿。中国主要为日本血吸虫病流行区，长江流域及其以南的 12 个省（自治区、直辖市）都有血吸虫病流行。经过近 70 年的防控，2018 年底中国 450 个血吸虫病流行县（区）中，263 个达到消除标准，124 个达到传播阻断标准，63 个达到传播控制标准，但部分地区仍存在血吸虫病传播的风险。

（7）结核病疫情

结核病是全世界十大死因之一，结核病负担因国家和地区而异。全球疾病负担（GBD）研究表明，2016 年全球结核病负担沉重，有 902 万例发病病例和 121 万例死亡病例。2019 年大多数结核病例发生在东南亚、非洲和西太平洋等区域。虽然在世界各国的努力下，结核病负担较重的 30 个国家

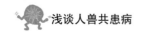
（包括中国），从 1990 年到 2019 年大多数国家的结核病负担有所减轻，但是与设定的目标相比还有一定的距离。

（8）棘球蚴病疫情

该病又称包虫病，已知人类可患有三种形式的棘球蚴病，其中以细粒棘球蚴所致的囊型棘球蚴病（CE）和多房棘球蚴所致的多房棘球蚴病（AE）最为常见。全球 CE 的分布在过去近 20 年来基本保持不变，高发地区包括中国西部、中亚、南非洲、地中海和东非等地区；而北美洲，如美国中北部、阿拉斯加西北部和加拿大西北部长期以来一直是 AE 的流行区域。2012—2016 年中国棘球蚴病抽样调查分析结果显示：在全国被调查的 413 个县中，368 个县被确定为棘球蚴病流行县，分布于内蒙古、四川、西藏、甘肃、青海、宁夏、云南、陕西和新疆 9 个省（自治区），其中 115 个县为细粒棘球蚴病和多房棘球蚴病混合流行区。西藏、青海和四川 3 个省（自治区）的人群棘球蚴病检出率较高，其中西藏自治区人群棘球蚴病检出率和推算患病率均最高。

（9）猪 2 型链球菌病疫情

2005 年四川暴发的人感染猪链球菌病疫情，是迄今为止全球报道过的最大规模人感染猪链球菌病疫情，也是继"非典"疫情后我国重大突发公共卫生事件之一。2005年6月，四川资阳、内江地区开始出现病死猪宰杀人员和食用病死猪肉的人员死亡。由于病因不清，当时人们将其称为"夺命怪病""不明原因猝死症""中毒性休克综合征"。后经农业部（现为中华人民共和国农业农村部）专家组对病死猪病料检测，初步诊断为猪2型链球菌。该次疫情在国内外引起广泛关注。从2005年6月22日报告首例病例到8月22日疫情解除，四川省累计报告人感染猪2型链球菌病病例204例，死亡38例，仍有住院病例20例，治愈出院146例。

（10）食源性人兽共患病疫情

全球近10年出现的新发传染病中，75%源自动物或动物源性食品。2021年，全国食物中毒报告431起，中毒13 095人，死亡154人，涉及100人以上的食物中毒13起，其中，由细菌造成的中毒所占比例最高，这些细菌主要包括沙门氏菌、大肠杆菌O157:H7、李斯特菌、布鲁氏菌等；此外还有诸多因生食肉、蛋、乳、水生动物等导致寄生虫感染，如包虫、肝片吸虫、猪囊尾蚴等；以及食用病死畜禽导致病毒性人兽共患病，如禽流感等。食源性人

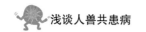

兽共患病已成为威胁人们安康的重要公共卫生问题。

3. 外来人兽共患病会不断威胁我国公共卫生安全吗?

（1）寨卡病毒病

寨卡病毒病是由寨卡病毒引起的一种自限性急性传染病，主要通过伊蚊（埃及伊蚊和白纹伊蚊）叮咬传播，还可以通过性传播、母婴传播等途径传播。我国白纹伊蚊分布广泛，从沈阳、大连，经天水、陇南，至西藏墨脱一线，以及该线东南侧大部分地区均有分布；埃及伊蚊主要分布于云南省、海南省、广东省和中国台湾等局部地区。我国自 2016 年 2 月发现首例输入性寨卡病毒病确诊病例以来，截至 2018 年 11 月 30 日，共报告 27 例输入性病例，广东、浙江、北京、江西、河南、江苏等省、市均有输入病例，并且我国在 2016 年中确诊的 15 例输入性寨卡病毒病病例均有寨卡病毒病疫情发生国旅行史，但并未造成本地传播。近年来又受气候变暖、城市化以及旅行、贸易全球化的影响，蚊媒传染病的传播范围发生了重大改变。原本一些疾病仅局限于部分国家，目前却出现了蔓延的态势，其中就包括寨卡病毒病等蚊媒传染病。因此为应对寨卡病毒输入的风险，国家于 2016 年 2 月 1 日正式启动应对塞卡病毒疫情联防联控工作机制，并确定了"以防控疫情输入为主、以专群结合预防为主、以重点地区防控为主"的防控策略。

（2）黄热病

黄热病是黄热病毒引起的一种急性病毒性出血热，具有传播速度快、健康危害大、病死率高的特点，同塞卡病毒病一样是蚊媒传染病其中的一种。黄热病主要传播媒介为伊蚊，其传播类型可分为城市型、中间型和丛林型 3 种，其中城市型黄热病以埃及伊蚊为其主要传播媒介，但也可经白纹伊蚊传播（在我国的分布情况详见上文塞卡病毒病），丛林型黄热病的媒介蚊种类比较复杂，包括非洲伊蚊、辛普森伊蚊、趋血蚊属、煞蚊属等。该病主要在非洲和中南美洲热带地区呈地方性流行。2015 至 2018 年，安哥拉、刚果（金）民主共和国、巴西、尼日利亚先后发生黄热病暴发流行，目前该疫情仍在非洲和美洲等热带地区的 43 个国家持续发生。2016 年 3 月至 4 月，我国共报告 11 例安哥拉输入的黄热病确诊病例，病例分布于北京市、福建省和上海市。

近年来，由于我国对外经贸的发展，我国与非洲和美洲等地区国家的投资合作不断深化，外贸、交通和人员往来更加频繁。黄热病为自然疫源性传染病，目前仍在非洲和美洲等热带地区持续发生，所以输入我国风险持续存在。由于输入风险大小与多种影响因素有关，例如我国到疫情国家旅行人员所至旅居地、旅行方式、旅行季节、当地是否正有黄热病疫情发生、当地蚊媒情况以及旅行者是否接种疫苗等，加之目前全球疫情较为平稳，一些疫情严重的非洲国家已经实施大规模疫苗接种，且近年来我国加大了对黄热病等新现传染病的检疫、检测和防控力度，我国发生黄热病输入病例的风险较低。

（3）猴痘

猴痘是由猴痘病毒感染所致的人兽共患病，自 1970 年在刚果（金）确诊首例人猴痘病例以来，猴痘疫情主要发生在中非和西非国家。非洲以外国家猴痘疫情较少，本土疫情一般由非洲国家（动物或人）输入所致，本地传播有限。在 2022 年 5 月之前报道的非洲以外的非流行国家的猴痘病例，均与国际旅行（猴痘流行区旅行史）或进口动物有关，包括美国、以色列、新加坡和英国等国家的病例。

2022 年 5 月，猴痘疫情首次在英国暴发，随后在欧洲、美洲等既往非流行地区发生持续传播。截至 2022 年 9 月 19 日，全球已报告超过 62 000 例人类猴痘病例，几乎全部发生在非流行地区。其中 44 个欧洲国家报告了超过 24 000 例病例，占本次疫情全球报告病例总数的 38.5%，这部分病例中西班牙病例最多，其次是法国、德国和英国。在本次疫情中，美国报告病例数最多，占全球所有报告病例的 38.3%。随后，得益于各国的快速应对措施，全球在控制猴痘疫情方面取得了稳步进展。过去三个月上报的猴痘病例数比前三个月减少近 90%。2023 年 5 月 11 日，WHO 宣布，猴痘疫情不再构成"国际关注的突发公共卫生事件"。

截至 2023 年 6 月，我国台湾省报告 128 例病例（116 例本土病例、12 例境外输入病例）、香港特别行政区报告 1 例病例，内地报告 3 例病例。鉴于非洲以外区域猴痘病例数量和疫情影响国家 / 地区数量持续增加，我国又有输入病例情况出现，猴痘病例输入我国并进一步引起本土传播的风险将会持续存在。

（曾元俊、邓飞）

第六章　影响人兽共患病流行的因素

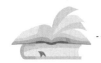

　　导读：人兽共患病既可通过同源性链条在动物与动物或人与人之间传播，又可通过异源性链条在动物与人或人与动物之间传播，给人类造成重大威胁。影响人兽共患病流行的因素有很多，其发生发展与全球经济发展、城市化、旅游、社会秩序和人类生活模式等息息相关。

1. 人类对自然环境的过度开发会引起新的人兽共患病吗？

大多数人兽共患病为自然疫源性疾病，原本只是在动物之间进行传播和流行，随着人类开发自然的能力不断提高，病原体、传播媒介和动物宿主群落分布也发生了变化。一方面，在开发过程中增加了人类接触自然疫源地的机会；另一方面，人类的开发使得野生动物赖以生存的栖息地受到威胁，迫使动物为生存而迁徙，可能将未知病原体从原始的自然疫源地带出来，引起新的人兽共患病的发生。如 1997 年马来西亚由于森林砍伐，热带雨林面积缩小，携带尼帕病毒的果蝠迁移至森林边缘的果园采食，并在附近猪场的猪圈上方栖息，导致猪感染尼帕病毒，猪发病后再传染给人，从而引起尼帕病毒脑炎的暴发。

2. 全球气候变化会对人兽共患病的传播造成什么影响？

全球气候持续变化，气温逐渐变暖，导致热带和亚热

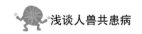

带的范围不断扩大，影响了动植物生态系统，使得传播疾病的啮齿类动物及昆虫媒介的分布区域、种属和密度等均发生了改变。气候变暖，使蚊、蝇、螨、蠓、蜱、虱、白蛉等虫媒数量增加，相应的危害期延长，与之相关的人兽共患病的发病率也随之上升。

3. 现代物流模式对人兽共患病流行有什么影响？

随着全球经济一体化，运输工具和交通网络不断完善，不同国家、地区的经济动物、实验动物、观赏动物以及动物产品等在国际流动更为便利和频繁，原有的地方性人兽共患病随着高效的运输网络可导致快速、远距离传播。

4. 病原体变异对人兽共患病有什么影响？

病原体的变异受环境和免疫压力等的影响。病原体在人类和动物中的增殖、传递过程中可能出现基因突变和重组，实现病原体变异，导致病原体致病力和毒力出现改变，甚至进化成新的病原体，使一些原本只在动物中流行的病原体跨越种间屏障感染人类，造成人兽共患病的发生与流行。

5. 不良饮食习惯对人兽共患病的流行有什么影响?

不良的饮食习惯常导致疾病的发生，食用受细菌、病毒或者寄生虫等病原体污染的各类食物均可能导致人兽共患病的发生。生食溪蟹、蝲蛄可能会感染肺吸虫；生食淡水鱼类可能会感染肝吸虫；生食猪、牛肉可能会感染绦虫；误食棘球绦虫的虫卵可感染棘球蚴病（俗称包虫病）。此外，不当的食品加工和烹调方式也会导致感染人兽共患病，食用野味可增加感染野生动物源性疾病的机会。

6. 动物饲养方式对人兽共患病的流行有什么影响?

传统的饲养方式改变，有造成新的人兽共患病发生和流行的可能，如疯牛病主要是受饲料原料的影响而出现的疾病。人类驯化野生动物，易造成野生动物疾病在人间传播。另外，现代动物养殖模式大都以规模化、集约化的形式呈现，动物饲养密度增加、畜舍环境的改变等，使疾病在动物之间的传播蔓延更为容易。同时，集约化的养殖模

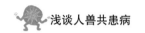
式使人与动物的接触也更加频繁，使得疫病在人与动物间的传播更加容易和广泛。

7. 违规开展动物实验会引起人兽共患病吗？

开展动物实验是当今医药科技创新的重要方式，但在实验动物的使用过程中，存在动物群体内发生和流行的人兽共患病传给实验操作人员的可能。生物安全管理工作一旦存在疏漏，则可能出现生物安全事件，导致人兽共患病在人间的发生。

8. 实验室容易感染的人兽共患病有哪些？

实验室较为常见感染人兽共患病的病种有：布病、Q热、土拉菌病、皮霉菌病、鹦鹉热、球孢子菌病。因此，对实验动物进行相关病原体操作需要在相应级别的实验室安全实施，特别是有些病原体的分离鉴定需要在 BSL-3、BSL-4 级安全实验室进行。

（周丽君）

第七章　人兽共患病的传染源

　　导读：人兽共患病的流行过程是指疫病在动物和人群中发生、传播和终止的过程，这也是人或动物从个体感染发病发展到群体发病的过程。这个过程的形成，需具备三个基本条件，即病原体从传染源排出，经过一定的传播途径，侵入新的易感对象。缺少其中任何一个条件，人兽共患病的流行就不能发生或立即被终止。因此，传染源、传播途径和易感动物或易感人群，就成为人兽共患病能在动物和人群中蔓延流行的三个基本条件。只有掌握了人兽共患病流行过程的基本规律、基本条件及其影响因素，才能为正确制定人兽共患病的综合防控措施提供科学的理论和实践依据。

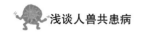

1. 何为传染源？

传染源即传染的来源，指有病原体在其体内生存繁殖，并能排出体外的个体。

2. 传染源有哪些？

具体地说，传染源就是受到病原微生物感染的人和动物，包括传染病患者、传染病病畜（禽）、带菌（毒）者和带菌（毒）动物。例如结核病患者、感染禽流感病毒的鸡、乙肝病毒携带者、携带弓形虫的猫等都是传染源。

3. 传染源如何分类？

一般分为两大类型：第一类是患病的人和动物，病人和病畜（禽）都可相互成为对方的传染源。如猴痘的传播，人可以因被已感染的动物咬伤或直接接触被感染动物的血液、体液而感染猴痘，动物和他人也可以因和被感染的人类密切接触而被传染，如欧洲发现了首例由人传染给宠物狗的猴痘病例。第二类是携带病原体的人和动物，是指虽无发病症状但携带并排出病原体的人和动物，如处于潜伏期的狂犬病毒携带者、携带牛结核分枝杆菌但未发病的奶牛。

4. 什么是携带病原体的动物和人？

携带病原体的动物和人指无临床症状但携带并排出病原体的动物和人。携带病原体的动物和人在流行病学上的危害性，一般不及患病个体大，因缺乏临床症状不易发现，但有时可成为十分重要的传染源，如果检疫不严，可随动物的运输散播到其他地区，造成新的疫病暴发或流行。

5. 携带病原体的动物和人有些什么特征？

携带病原体的动物和人可分为处于潜伏期、恢复期和健康携带病原体三种情况。

潜伏期指从感染后到临床症状出现前，能排出病原体的时期。这一时期，多数感染疫病的机体不具备排出病原体的条件，因此还不能起到传染源的作用。但也有一些疫病，如狂犬病、口蹄疫等，在这一时期已能排出病原体，

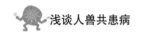

因此已有传染性。

恢复期指临床症状消失后，仍能排出病原体的时期。一般来说，处于康复期的动物和人，其传染性已逐渐减小或无传染性。但仍有很多疫病在症状消失后的恢复期仍能排出病原体，这种情况称为恢复期携带病原体现象。其时间在 2 个月以内的，称为急性携带病原体者，如口蹄疫等；3 个月及以上的称为慢性携带病原体者，如结核病、布病、马传染性贫血等。传染性肝炎康复后，自尿中排毒可达 9 个月。

健康携带病原体指能排出某种病原体却不发病。一般认为这属于隐性感染，只能靠实验室方法才能检出。这些动物和人因排出病原体的数量有限，作为传染源的危害性不大。但某些病原体，如巴斯德菌、沙门菌、大肠埃希菌、乙脑病毒、红斑丹毒丝菌等，广泛存在于多种动物体内，这些健康带菌（毒）动物有时会成为重要的传染源。

携带病原体的动物和人存在着间隙排出病原体的现象，因此仅凭一次病原学检查的阴性结果就作断定，容易导致误判。只有反复多次的检查结果均为阴性，才能排除携带病原体的情况。

6. 目前动物源性和人源性人兽共患病哪个占主导?

目前发生的人兽共患病绝大多数为动物源性，人传人较少见。人类有 60% 以上的传染病来自动物。2019 年美国疾病预防控制中心发布了常见的 8 种以动物为主要储存宿主的人兽共患病：某些类型的流行性感冒、沙门氏菌病、西尼罗河病毒、鼠疫、新出现的冠状病毒感染（如中东呼吸综合征）、狂犬病、布病和莱姆病。

7. 什么是自然疫源地?

自然疫源地是指自然界中栖居的某些野生动物体内长期保存某种传染性病原体的地区。在自然疫源地内，某种疾病的病原体可以通过特殊媒介感染宿主，长期在自然界循环，不依赖人类而延续其后代，并在一定条件下传染给人，在人与人之间流行。

8. 什么是自然疫源性疾病?

自然疫源性疾病是指有些病原体在自然条件下，即使

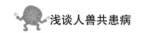

没有人类或家养动物的参与，也可通过传播媒介（主要是吸血昆虫）感染宿主（主要是野生脊椎动物）造成流行，并且长期在该地区存在的疾病，最初只限于以节肢动物为媒介的野生动物病，之后扩展到非虫媒性传染病，如狂犬病和钩端螺旋体病。

9. 自然疫源地由哪些要素构成？

自然疫源地主要构成要素有：①疾病病原体；②野生脊椎动物，即病原体的宿主（供体、受体，甚至病原体储存宿主）；③嗜血性节肢动物（蜱、昆虫）——媒介；④居住和环境因素，使病原体能够持久循环传播生存。一些自然疫源性人兽共患病传播并不需要嗜血性节肢动物媒介参与。

10. 媒介源嗜血性节肢动物有哪些？

作为传播媒介的嗜血性节肢动物有：①蜱和螨虫；②软蜱；③其他螨类；④虱子；⑤半翅目动物，如臭虫；⑥双翅目动物，如蚊、蝇；⑦跳蚤。

11. 节肢动物传播人兽共患病有什么特征?

节肢动物传播人兽共患病一般模式:供体(脊椎动物 A)→传播媒介(嗜血性节肢动物)→受体(脊椎动物 B)。它也是一类非特异性传播类型(被动或机械传播)。病原体在节肢动物体内并不繁殖,通过机械携带和生物性(吸血)方式传播。节肢动物机械携带病原体(如伤寒、痢疾等可以在苍蝇、蟑螂等体表和体内存活数天),通过接触、反吐和粪便排出病原体,污染食物或餐具,感染接触者。节肢动物生物性(吸血)传播通过叮咬血液中带有病原体的感染者,再感染易感者。

12. 野生动物到底携带多少人兽共患病病原体?

相比于家畜、家禽和宠物,野生动物的活动范围更广,和自然环境的接触更加频繁,携带的病原体也会更多。据美国麻省理工学院生物学系教授 Kamaljit S. Bawa 团队对文献的梳理和调查,有 75% 人兽共患病病毒可以在野生动物身上查到,灵长类、偶蹄目和食肉目是人兽共患病

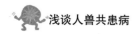

病原体的三大储存宿主，家养动物（例如骆驼）是将人兽共患病病原体从野生动物传递给人的中间媒介。

（李丽、周莉媛、陈斌、张毅）

第八章　人兽共患病的传播途径

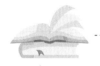

导读：大多数人兽共患病的传播途径都并非单一的，而是两种或多种途径并存，情况较为复杂。如何切断传播途径是人兽共患病流行病学研究的主要内容之一，也是防控人兽共患病的重要环节。

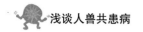

1. 什么是传播途径？

病原体由传染源排出后，再以直接或间接的方式侵入其他动物和人体内所经历的途径称为传播途径。

2. 传播途径有哪些？

（1）经污染的食物（饲料）和饮水传播

以消化道为主要侵入门户的病原体主要以这种途径传播，如口蹄疫、新城疫、沙门菌、钩端螺旋体等。

（2）经空气传播

以呼吸道为主要侵入门户的病原体主要以这种途径传播，如结核病、SARS 等。

（3）经污染的土壤传播

对外界环境抵抗力强，在土壤中能长期存活的病原体主要以这种途径传播，如炭疽、破伤风、丹毒丝菌等。

（4）经生物媒介传播

该传播途径又可以分为机械性传播和生物性传播。机械性传播指节肢动物等通过在病畜（禽）或病人间刺螯吸血而散播病原体，如虻传播炭疽、蚊传播乙脑、蜱传播莱姆病等；生物性传播是指病原体进入节肢动物体内后，须经一定的发育阶段，才能感染易感对象，病原体在其体内存在的时间可长可短，如钝缘蜱感染回归热螺旋体后能存活13年以上，有的病原体可经卵传递给下一代，在发育条件适宜时，致病力和毒力都可能增强。

（5）垂直传播

垂直传播是指经过胎盘直接传给下一代，例如沙门氏菌和弓形虫等。

3. 从切断传播途径方面防治传染病有哪些难点？

（1）远距离快速传播

如今世界经济高速发展，全球交通便捷发达，导致很

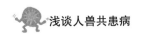

多人兽共患病能够远距离快速传播，迅速危及全人类，如SARS、禽流感、超级耐药菌感染等传染病在全球范围内的快速传播。

（2）传播形式多样

以食物、水和虫媒为经常的传播渠道，气溶胶更是快速传播的途径之一，如 SARS、禽流感、布病等，防范难度大。

4. 传染是如何发生的?

传染过程是致病性微生物进入宿主体内后，病原体与宿主之间相互作用的过程。感染或传染过程中，病原体首先要突破宿主机体三个防御途径之一（皮肤、呼吸道和消化道黏膜）或两个上皮表面（结膜、泌尿生殖道）。上皮或黏膜是病原体侵入宿主的主要大门。

5. 影响人兽共患病流行的外部因素有哪些?

外部因素又可分为社会经济因素、环境因素等。

（1）社会经济因素在人兽共患病发生发展中起重要

作用，具体包括：人群密度、社会和卫生条件（生活方式和水平）、人与动物的密切接触程度、生活方式和住宿模式等。

（2）环境因素是指与人类活动无关，但能影响生态变化或病原体循环的环境因素，包括：①地理形态、气候和地质非生物因素学等。如"厄尔尼诺"现象影响霍乱、疟疾和汉坦病毒肺综合征的发生。全球变暖影响动物源性疾病的地理分布，如疟疾、登革热或利什曼病。自然灾难如飓风、洪水、地震等影响生物群的分布。②生物因素影响流行过程，如动物群体密度和发展情况、宿主和媒介迁移、宿主群免疫状况、动物群体的应急情况等。

6. 影响人兽共患病传播的因素有哪些？

（1）自然疫源地的开发

例如鼠疫属于我国甲类自然疫源性传染病，该病的流行具有明显的地区性和季节性，人类在地区开发过程中，如果进入鼠疫自然疫源地，接触到了患病动物及其排泄物，则很容易导致鼠疫的发生和流行。

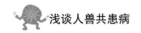

（2）动物迁徙、人口密度和动物饲养密度增加

在野生动物迁徙过程中，可能将携带的病原体在迁徙到的下一个地点传播出去，进而出现新的疫区，例如携带禽流感病毒的野生鸟类迁徙。传染病发病率最高的几种疾病，如细菌性痢疾、结核、疟疾等的流行程度均与人口密度有很大关系。动物饲养密度越高，传染病的发病率往往越高。

（3）发达的交通和贸易往来

例如旅行者在进入人兽共患病流行地区时，很容易将该地区流行的疫病带回自己的国家和地区，如SARS等。

（4）副产品（如粪尿）处理不当

人和动物的粪尿中均含有大量的病原微生物，我国南方水域发达、耕牛饲养量较多的地区，因耕牛粪便无法有效处理，已成为血吸虫病暴发流行的主要因素；再如困扰英国的疯牛病，其病毒也可通过以牛粪作肥料的蔬菜传给人类。

（5）落后和不良的文化生活习惯

例如烹制蛇、狸、猴、鼠、狗等野生动物，这种不良生活习惯可导致 SARS 的暴发流行。

（陈斌、李丽、周莉媛、石艳萍）

第九章　人兽共患病的易感性特征

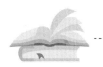

　　导读： 当病原体入侵了易感动物和人体后，即可能引起该种疫病的流行。动物和人群的易感性与群体中易感对象的数量呈正相关。易感性的高低不仅与病原体的种类和毒力强弱有关，还与种群的遗传特性、个体特异性、免疫状态、动物和人的营养水平、动物的饲养管理状况以及人的生活环境和卫生条件等因素紧密相关。

1. 什么是人兽共患病的易感性？

易感性是指人和动物对某种人兽共患病病原体的感染性高低，可理解为个体患病风险。

2. 影响人兽共患病易感性的因素有哪些？

影响人兽共患病易感性的因素有：病原体种类和致病性、种群遗传特性、个体免疫状态、营养水平、生活环境、卫生条件以及生活习惯等。

对自然疫源性疾病，久居流行区的群体因既往感染而获得免疫力，而外来群体从非流行区迁入病原体流行区后，因缺乏相应免疫力，使流行区的总群体易感性升高。

有效改善群体环境，关注卫生条件，或对易感群体实施免疫接种，可降低易感性。

3. 物种的遗传特性对易感性有影响吗？

物种的遗传特性对易感性有很大影响。不同种类的动物对于同一种病原体的易感性和发病表现有很大差异，如

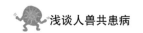

口蹄疫病毒一般只引起偶蹄类动物发病，而其他动物则不易感染。即使同种但不同品系的动物对同一病原体的抵抗力，有的也存在明显的遗传特性差异。例如水貂阿留申病虽然可使多数品系的水貂发病，但死亡率最高的是蓝色水貂；又如经人工抗病育种的白来航鸡对雏鸡白痢的抵抗力明显较其他品种的鸡更强。

4. 疫苗免疫能否降低人或动物的易感性？

人或动物在排除品种（种群）、年龄和生活环境等因素后，个体特异性免疫状态对易感性有重大影响。一般来说，某种疫病在流行之后，该地区畜（禽）群和人群的易感性降低，流行逐渐停止，这是因为患病后存活的畜（禽）和人都获得了特异性免疫力。通过预防注射疫苗，也能使畜（禽）和人获得这种特异性免疫力。已免疫的个体的后代，一般也能获得先天性被动免疫，所以在出生后的一定时间内也具有特异性的免疫力。当畜（禽）群或人群中70%～80%的个体有特异性免疫力时，一般就不会发生疫病大规模的暴发流行。

5. 动物的饲养管理和人的生活环境对易感性有无影响？

饲养管理的好坏对畜（禽）群的健康水平有很大影响。饲养管理涉及的内容较多，如饲料的质量、畜（禽）舍管理、粪便处理、卫生防疫等，这些条件与疫病的发生和流行有密切的关系，对易感性影响较大。饲养管理好，动物健康水平高，对疫病的抵抗力也更强，因此易感性降低。同样，人的营养状况、生活环境和卫生条件等，与疫病的发生和流行同样有密切关系。人的生活卫生条件不断改善，健康水平随之提高，则感染人兽共患病的风险和危害程度必将大大降低。

6. 个体在不同年龄段对人兽共患病的易感性是否一致？

一般情况下，幼龄个体较成年个体对人兽共患病的易感性更高，如轮状病毒性腹泻，幼龄动物和人的发病率较成年动物和人的更高。但也有某些疾病主要发生于

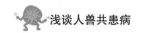

性成熟后的动物，如布病。个体发育成熟后，免疫系统的功能也发展完备，对人兽共患病的易感性相对较低。人体的免疫力在 20~30 岁的时候达到顶峰，这时候我们的身体抵抗人兽共患病的能力最强。个体步入老年之后，身体机能会慢慢开始退化，器官的功能也逐渐衰老，免疫系统的屏障变弱，机体抵抗病毒、细菌侵害的能力大幅下降，因此老年个体对人兽共患病的易感性较青壮年个体更高。

7. 哪些情况下人群的易感性更高？

①被伴侣动物咬伤或抓伤；②被节肢动物叮咬；③接触污染水；④摄入污染水；⑤实验室污染；⑥吸入污染环境气溶胶；⑦与感染疾病的野生动物接触；⑧食用野味。

（周莉媛、李丽、李淳、侯巍、邢坤）

第十章　我们容易感染人兽共患病吗

导读：人兽共患病是传染性疾病新现的形式，据统计，近年来超过60%的新发疾病均来源于动物，使得人兽共患病成为目前重大的公共卫生问题之一。那么在我们的日常生活中是不是很容易感染人兽共患病呢？在日常的生活中哪些因素可能增加我们感染人兽共患病的风险呢？

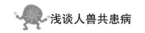

1. 人兽共患病离我们远吗?

人兽共患病其实就在我们身边,就像禽流感、猴痘、SARS、鼠疫、猪肉绦虫、狂犬病、布病、猪 2 型链球菌等曾以多种形式卷入过我们的日常生活,我们有可能是亲身感受,也有可能是旁观者……根据国家统计数据:2021 年全国肺结核发病 670 528 人,布病发病 47 245 人,炭疽发病 224 人,钩端螺旋体病发病 297 人,登革热发病人数 778 人,乙脑发病 288 人,狂犬病发病 202 人,发病人数并不算少。

2. 人兽共患病会在人与人之间传播吗?

目前我们发现的绝大多数人兽共患病的来源均为动物,而作为人兽共患病宿主的动物种类多、数量大,再加上病原体种类繁多,造成其传播方式也呈现出多样性,例如我们生活中常见的狂犬病是经过皮肤黏膜接触传播,流感病毒是经过呼吸道传播,乙脑病毒是借助蚊虫叮咬传播。另外还有经过消化道传播的布鲁氏菌、沙门氏菌等;

由母体经过胎盘传给下一代的 HIV 等。但在所有的人兽共患病中人传人的现象比较少见。

3. 什么职业的人容易感染人兽共患病呢？

因为绝大多数种类的人兽共患病并不会在人与人之间直接传播，因此人兽共患病的感染人群具有一定的特征，即与动物产生密切接触的职业患病的概率要明显高于一般人群。例如由布鲁氏菌感染导致的布病，理论上所有人群均具有易感性，实际上布病的发病与羊、牛等家畜的繁殖、流产及相关肉制品的消费密切相关，发病人群主要以牧民、屠户、兽医、畜产品加工厂工人等为主。此外除了直接与动物接触外，与动物生存环境长期接触的工作，如森林伐木工、公园维护人员等工作者感染人兽共患病的风险也较高。具体可以分为：

（1）农业类，如农牧民或与动物、家畜及其产品密切接触的人群。

（2）动物产品加工类，如屠宰场工人，动物产品或副产品加工工人。

（3）森林、户外类，如在野外居住或在户外露营的

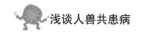

人群等。

（4）娱乐类，如在城市环境接触宠物或野生动物的人群。

（5）临床、实验室类，如医疗卫生人员、卫生工作者、接触病原的实验室工作者（处理样品）。

（6）流行病学家，如野外工作的公共卫生专家。

（7）应急类，如遇到各种灾难的难民、暂时群聚或高度应急状态的人群。

4. 捕食野生动物有哪些人兽共患病风险？

野生动物的生存环境导致其携带的病原体种类多且复杂，其分泌物、血液、脑、肌肉及皮毛中含有大量细菌、病毒、寄生虫等人兽共患病病原体。相关资料显示，当今人类新发传染病78%与野生动物有关，或者说来源于野生动物。野生动物与人类共患的疾病有100多种，如狂犬病、结核、鼠疫等，人类既往食用的蛙、蛇、鸟等野生动物体内，普遍携带着原虫、吸虫、绦虫、线虫等寄生虫。通常情况下，人们很难接触到野生动物，野生动物所携带的病原体也难以传染给人类，但是，捕杀和食用野生动物，导致了很多疾病的传播和暴发。2003 年肆虐全球的非典疫情，就是由中华菊头蝠将病毒传染给果子狸，人类捕食果子狸而造成的大流行；世卫组织对中东呼吸综合征（MERS）的调查显示，MERS 病毒源自蝙蝠，由蝙蝠传染给骆驼再传染给人；埃博拉病、莱姆病、猴痘、尼巴病毒、亨德拉病毒病、西尼罗河热等疾病的传播都与野生动物有密切关系。

5. 我附近都没动物，也有可能感染人兽共患病吗？

真有可能。直接接触性传播仅仅是人兽共患病传播方式中的一种，还有经空气、水、食物、土壤、媒介节肢动物、医源性传播等间接传播方式。例如饮用未经灭菌和质量检验的"现挤奶"，虽没有接触牛，但有感染布鲁氏杆菌的风险。退一万步来讲，总要接触人吧，而部分人兽共患病也能够在人与人之间传播。

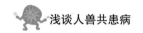

6. 家里饲养的宠物会成为人兽共患病的传染源吗?

人兽共患病最大的特点就是同时存在于动物和人类之间，因而宿主广泛。仅在动物中也具有范围广泛的各种不同种类的宿主。同样的，一种动物宿主体内也可能存在着多种不同的病原体。例如我们人类的好朋友宠物狗可能携带狂犬病毒、弓形虫等几十种病原体；90% 以上健康的宠物猫都不同程度携带有弓形虫、猫耳螨等病原体。虽然宠物通过接种疫苗和普遍用药，将主要病毒病、寄生虫病和虫媒性疾病控制得较好，但对于如结核病、布病等，由于饲养环境与卫生状况良莠不齐，人还是有感染的风险。

尤其近年来随着人民生活水平的提高，宠物在我们的生活中扮演着越来越重要的角色，在给人类带来愉悦感的同时，宠物源人兽共患病的风险也随之增加。在我们日常与宠物的接触中，如果不慎被它们咬伤、抓伤或者接触其排泄物就有可能被传染上疾病，其中常见的且对人类危害较为严重的有 10 余种，如狂犬病、猫爪热、弓形虫病、布病、钩端螺旋体病等。近年来宠物猫带染弓形虫情况较为严重，导致不少孕妇和儿童感染。因此建议大家及时给家养宠物接种疫苗，避免其与野外的动物发生接触，同时在与它们的相处中注意做到"亲密有度"。

7. 为什么动物没症状，养殖人员也很健康，消费者却患病了？

这种情况的原因是多方面的，可能是该病本来就不会导致动物表现出任何临床症状；也可能是动物在转运或售卖过程中，病毒因发生了重组变异从而具有致病性；还有可能是个人抵抗力和疫苗接种情况不同所致；当然这和病原体传播方式、寄生部位、感染概率等等因素也是有关系的。

8. 我们平时吃的肉及肉制品会导致人们感染人兽共患病吗？

肉及肉制品确实是人兽共患病的重要媒介之一，但广大市民通过正规渠道购买的经检疫合格的肉及肉制品，是不会导致感染人兽共患病的，可放心食用。只有接触或食用携带有病原体的肉及肉制品才会导致人们感染疾病，例如"凶名远播"的疯牛病（克－雅氏病），只有食用了被

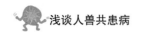

疯牛病污染的牛肉、牛脊髓的人才可能患克－雅氏病。得益于我国海关严格的出入境检验检疫制度，目前我国未报告发现克－雅氏病患者。但在日常生活中，仍然应该提高警惕，不食用来源不明的肉及肉制品。此外，注意应用合理的烹调方法，少食生肉，也可以大大降低我们通过肉及肉制品感染人兽共患病的风险。

9. 接种疫苗对预防人兽共患病有用吗?

疫苗不仅挽救了数以亿计的生命，更重要的是它还开启了对抗疾病的新思路——预防。接种疫苗是预防和控制传染病最有效、最经济的措施。接种疫苗可以提高易感人群的免疫力，建立比较牢固的防御传染病的免疫屏障，是公认的投入少、效益大的公共卫生干预措施，也是控制和消灭传染病的最有效手段。

疫苗作为阻击疾病的有力武器，在传染病预防控制方面发挥着举足轻重的作用。同样，在人兽共患病的预防和控制上，疫苗不仅在保护着我们人类，也在保护着动物的健康和安全。例如通过蚊虫叮咬传播的乙脑，我国在 20 世纪 60—70 年代也曾是乙脑的流行地区，随着乙脑减毒活疫苗的大量接种，我国乙脑的发病率逐年下降，目前已被控制在较低水平。另外，近年来大量兽用疫苗的研发和应用也减少了疾病在动物之间的传播，例如猪用乙脑疫苗的使用，大大降低了乙脑流行季节家猪感染乙脑病毒的风险，阻断病毒在家猪之间的传播，从而在源头上降低了人感染乙脑病毒的概率。此外，2021 年《中华人民共和国动物防疫法》正式施行，其中也对家犬定期接种狂犬疫苗进行了规定，有效降低了狂犬病的传播风险。

（张恺、邱明双）

第十一章　人兽共患病的防控

　　导读： 我国人兽共患病防控工作已取得显著成效，疫情形势总体稳定。但因内部和外部多种风险因素相互交织，防控任务繁重艰巨。做好我国人兽共患病源头防控，保障畜牧业生产安全、公共卫生安全和国家生物安全，需要多行业、多部门协作配合、共同努力。

1. 我国主要有哪些人兽共患病?

国际文献记载的人兽共患病有 250 多种,我国已发现和明确的人兽共患病约有 130 种,其中主要有高致病性禽流感、布病、狂犬病、鼠疫、结核病、炭疽病、包虫病、疯牛病、SARS、鼻疽、乙脑、口蹄疫、鼠伤寒沙门氏菌病、链球菌病、空肠弯曲菌病、幽门螺杆菌病、钩端螺旋体病、莱姆病、出血热、弓形虫病、肝片吸虫病、鹦鹉热、恙虫病等。当前危害较为严重的有高致病性禽流感、狂犬病、炭疽病、布病、结核病、鼻疽、包虫病、沙门氏菌病、乙脑等。

2. 什么是人兽共患病的防控?

预防是为防止人兽共患病的发生和暴发,阻止疾病病原进入一定区域、人群(动物群体)或个体而采取的系列措施,包括制定完善防疫政策法规,做好宣传教育,开展疫苗免疫,搞好人的卫生和动物的饲养管理、提高人和动物的健康水平和抗病能力,加强检疫监督,建立完善疫情信息报告系统等。实践证明,搞好平时的预防工作,大多

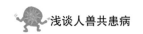

数疫病的发生都可以避免，即使发生也能及时控制。

控制是人兽共患病发生后及时采取综合性措施消除各种传播因素，将疾病的危害减小到一个可接受的程度，并维持在这个水平，包括对病人或患病动物的隔离、治疗，减少环境污染，对非生物环境和媒介物的控制，增加动物卫生措施，保护易感群体等。

预防和控制对减少传染病的传播极其重要。加强人兽共患病预防与控制，对保障公共卫生安全和国家生物安全、维护畜牧业生产安全具有重要意义。

3. 2022 年中央一号文件中关于人兽共患病防控有哪些要求？

（1）加强基层动物疫病防控体系建设，落实属地责任，配齐配强专业人员，实行定责定岗定人，确保重大动物疫病防控责有人负、活有人干、事有人管。

（2）做好人兽共患病源头防控。

（3）加强外来入侵物种防控管理，做好普查监测、入境检疫、国内防控，对已传入并造成严重危害的，要"一种一策"精准治理、有效灭除。

4. 我国人兽共患病预防控制的目标是什么?

为贯彻落实 2022 年中央一号文件要求,践行"人病兽防、关口前移",做好人兽共患病源头防控,保障畜牧业生产安全、公共卫生安全和国家生物安全,按照《中华人民共和国动物防疫法》等有关法律法规规定,农业农村部制定了《全国畜间人兽共患病防治规划(2022—2030年)》(简称《规划》)。《规划》明确了畜间人兽共患病防治目标:到 2030 年,逐步形成有效保障畜牧业高质量发展和人民群众身体健康的畜间人兽共患病防治能力,动物防疫机构队伍、法律法规和基础设施更加完善,应急响应机制更加健全,快速感知和识别新发突发疫病能力不断提高,全社会协同防范能力和水平显著提升。重点防治病种得到有效控制,畜间布病、牛结核病、包虫病等病种流行率明显下降,高致病性禽流感稳定控制,炭疽疫情保持平稳,马鼻疽实现消灭,犬传人狂犬病逐步消除,日本血吸虫病实现消除。常规防治病种流行率稳定控制在较低水平。重点防范的外来疫病传入和扩散风险有效降低。8 种重点防治病种要得到有效控制,14 种常规防治病种流行率

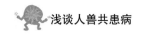

要稳定控制在较低水平，2 种重点防范的外来疫病传入和扩散风险要有效降低。

5. 哪些部门负责人兽共患病的防控？

人兽共患病的防控，需要医学、兽医学、生物学等多学科和农业农村、卫生、市场监管、商务、交通、公安政法、出入境检疫等多领域相关部门的协作配合与广大群众的共同努力，才能取得好的效果。在上述部门中，卫生部门与兽医部门的协作配合尤其重要，是人兽共患病防控工作的关键。卫生部门负责人间疫情的处置工作，兽医部门负责动物间疫情的处置与监测工作。两个系统整合力量，形成合力，共同抵御公共卫生领域可能出现的风险。

发生突发重大人兽共患传染病疫情时，以上各行业相关部门密切协作，建立联防机制，加强疫情通报，共同完成流行病学调查、动物和疫情的处置、疫情预测预警和扑灭工作。在 2004 年禽流感疫情的防控中，兽医、人医、交通、公安、工商等部门通力配合，取得了很好的控制效果，充分体现了这种多部门配合的优势。

6. 我国人兽共患病防控取得了哪些成效?

近年来,我国人兽共患病防治工作取得了显著成效。一是消灭马鼻疽。到 2005 年,全国所有省份已达到消灭马鼻疽标准。截至目前,我国未发现马鼻疽临床病例和阳性畜,标志着我国成功消灭马鼻疽。这是我国消灭的第一种人兽共患病。马鼻疽的消灭,保障了农业生产的发展,增加了农牧民收入;消除了其对人类健康的威胁,保障了公共卫生安全;同时,为我国其他人兽共患病的防控消灭提供了有益借鉴。二是疫情形势总体稳定,高致病性禽流感、口蹄疫得到有效控制;日本血吸虫病、棘球蚴病、狂犬病等得到稳定控制。三是法律法规不断健全,修订了《中华人民共和国动物防疫法》,颁布《中华人民共和国生物安全法》,实施国家中长期动物疫病防治规划,完善畜间人兽共患病防治配套规章、应急预案和技术标准规范等。四是防治机制不断优化,落实地方政府属地管理、部门监管和生产经营者主体责任,健全了强制免疫、监测流调、应急处置、区域化管理、联防联控等制度。五是防疫体系不断完善,推进动物防疫行政管理、监督执法和技术

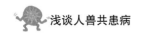

支撑体系建设，改善动物疫病监测、检疫监督等基础设施和装备条件。

7. 当前我国人兽共患病防控面临哪些困难？

一是人兽共患病种类多，病原体复杂，流行范围广。如高致病性禽流感疫情随候鸟迁徙传播的风险持续存在，布病疫情在一些地区居高不下，局部地区牛结核病和包虫病疫情形势依然严峻，炭疽病原体感染及传播途径更趋复杂。二是基层动物防疫体系职能淡化、力量弱化、支持虚化等问题比较突出。一些地方对人兽共患病防治重视不够，经费保障不足，设施设备陈旧老化，基层机构大量撤销或合并，专业技术人员匮乏，动物防疫、检疫和监管工作存在短板漏洞。三是畜（禽）养殖总量大，规模化程度总体不高，生物安全水平较低。中小规模养殖场户占比高，生物安全防护意识和能力参差不齐，部分养殖场户对人兽共患病危害认识不足，疏于防范。活畜（禽）长途调运和市场交易频繁，传统的养殖、流通和消费方式在短期内根本难以改变，疫病发生和跨区域传播扩散风险持续存在。四是公民防病意识不足。如饲养宠物或畜（禽）养殖过程中不注重个人卫生，食用生鲜肉、蛋、奶，甚至病死动物，捕食野生动物等行为都具有感染人兽共患病的风险。五是周边及主要贸易国家和地区动物疫情频发，多种外部风险因素相互交织，防治任务繁重艰巨。随着全球化进程加快，动物及动物产品跨境流动频繁，外来人兽共患病传入风险不断加大。野生动物疫源疫病跨种传播感染人和畜禽的情况时有发生，气候环境和生态系统变化以及极端天气增多，人类生活范围的扩大，进一步加大人兽共患病发生、传播和扩散风险。

8. 我国与人兽共患病防控相关的法律法规有哪些？

卫生工作法规和兽医法规是做好人兽共患病防控工作的法律依据。改革开放以来，特别是近年来，我国政府非常重视疫病防控法规建设，先后颁布并实施了一系列重要的法规。

在公共卫生方面，1995 年国家颁布实施了《中华人民共和国食品卫生法》；1989 年全国人大常委会通过了《中华人民共和国传染病防治法》，并于 2004 年修订实施；

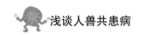

另外，国家还相继颁布了《国家突发公共事件总体应急预案》和《突发公共卫生事件应急条例》；除此之外，WHO制定了《国际卫生条例》，世界动物卫生组织（OIE）法规委员会出版了《国际动物卫生法典》，凡是WHO的成员国，都必须履行条例中规定的各项义务，当然中国也不例外。

在动物疫病防控方面，1985年国务院颁布了《家畜家禽防疫条例》；1991年全国人大常委会通过并公布了《中华人民共和国进出境动植物检疫法》；2005年国务院公布了《重大动物疫情应急条例》；1997年全国人大常委会通过了《中华人民共和国动物防疫法》，2021年二次修订。《中华人民共和国生物安全法》由中华人民共和国第十三届全国人民代表大会常务委员会第二十二次会议于2020年10月17日通过，自2021年4月15日起施行；2022年农业农村部制定了《全国畜间人兽共患病防治规划（2022—2030年）》。

9. 人兽共患病防控的原则是什么？

（1）依法防控原则

《中华人民共和国生物安全法》《中华人民共和国传

染病防治法》《中华人民共和国食品卫生法》《突发公共卫生事件应急条例》《重大动物疫情应急条例》等法律法规对传染病预防、疫情报告、控制和监督等都有严格的规定和要求。各级卫生行政主管部门、农业农村部门按照法律法规的规定和要求负责人兽共患病的预防和控制工作，做到"依法防疫，科学防控"。

（2）"预防为主，防重于治"原则

影响人类和动物健康的因素很多，除了病原微生物之外，还有环境因素、机体本身因素、卫生保健因素等，这些因素相互依存，又相互影响，控制这些影响因素必须从生物医学、现代兽医学、社会学和心理学的角度，多层次、全方位地观察和处理问题。必须坚持"预防为主，防重于治"的原则，调动全社会的力量，最大限度地利用公共卫生资源，制定人兽共患病的预防控制策略和措施，才能达到预期效果。

（3）综合防控原则

针对人兽共患病的三个环节（传染源、传播途径和易感人群/动物），综合性地采用环境、化学、生物、物理、

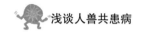

遗传等各种专业技术手段综合形成一套系统的防治措施，防止人兽共患病的发生与流行。例如，免疫检疫、扑杀、隔离、消毒、封锁、治疗（动物淘汰）等综合性卫生防疫措施，是对防治任何人兽共患病都是普遍适用、必不可少的。当疾病流行时，消毒、检疫、隔离、封锁等措施可以使疾病局限于一定范围之内，然后再通过定期监测，检出临床发病、阳性动物予以扑杀、淘汰，防止疾病扩散和传染给人类。

（4）重点突出原则

重点突出的原则是将人兽共患病流行的主要薄弱环节作为突破口，采取相应的主导性措施，达到有效预防、控制疾病的目的。人兽共患病种类繁多，流行病学表现复杂，但是每种人兽共患病都有自身的流行特点和临床特征，抓住这些特点和特征，针对最易突破的环节采取措施，可以更有效地控制和消灭人兽共患病。

（5）加强合作原则

人兽共患病是全人类的公共卫生问题，传染性强，危害性大，又具有很强的地域流行特点。对这类疾病的预防与控制不仅涉及医学和兽医学问题，还涉及许多社会问题。随着国际交往与商贸越来越频繁，发生在一个国家和地区的疾病迅速蔓延到其他国家和地区的危险性大大增加。因此，必须加强国际合作，如疫情公开、疫情通报、防止输入传染源、加强海关检疫等，同时也要动员全国的力量，组织国家卫生、农牧、商业、外贸海关、交通、旅游、公安、边防等各个部门通力合作。

10. 人兽共患病防控有哪些措施？

防控人兽共患病，需采取以下综合防治措施，才能取得良好效果。

（1）制定、完善和落实相关法律法规，严格执法，才能有效防止人兽共患病的发生。

（2）做好动物人兽共患病检疫和监测工作，防止人兽共患传染病和病原体进入本国或本地区，防止疫病的发生和传播。

（3）发现人的疫情，要按规定及时上报，对病人和疑似病人采取隔离治疗等有效措施，防止疫情扩散，尽快扑灭疫情。发现动物疫情时要划定疫点、疫区、受威胁区，调查疫源，上报当地政府及时封锁疫区，采取隔

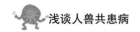

离、扑杀、消毒、无害化处理、紧急预防接种等措施，及时控制和扑灭疫情。

（4）切断由动物传染人的传播途径，主要通过消毒、杀虫和灭鼠等措施。

（5）检查和治疗人群中的病例，彻底消毒，防止病原扩散。

（6）提高人和动物的免疫能力，通过疫苗接种和药物预防保护人和动物免受某些疫病危害。同时，人可通过加强营养、体育锻炼等，畜、禽可通过加强饲养管理等，提高人和动物的抗病能力。

（7）加强人兽共患病防治科研、教育和宣传工作，提高人们的防病意识，注意搞好个人卫生。

11. 各种人兽共患传染病在防控方面措施都是一样的吗？

人兽共患传染病在防控方面需要因地制宜、因病施策来开展，根据不同病种的流行规律、传播特点和防控现状，制定实施有针对性的防控措施，逐步实现从场群、区域到整体的控制、净化和消灭目标。例如高致病性禽流感防控要继续落实免疫、监测、扑杀等措施；布病防控要继续坚持免疫与净化相结合的措施；牛结核病防控要严格落实监测净化、检疫监管、无害化处理等措施；狂犬病要强化免疫、监测流调、疫情处置等关键措施；炭疽防控要强化监测排查、应急处置、针对性免疫、检疫监管等措施；包虫病防控要实施以控制传染源为主、中间宿主防治与病人查治相结合的综合策略；日本血吸虫病防控要坚持以控制传染源为主的综合策略。

$12.$ 发生人兽共患病疫情后该怎么办？

（1）人兽同步、联防联控

发生突发重大人兽共患病疫情，卫生健康、农业农村、野生动物保护、工商、商务、宣传、公安政法、出入境检疫等部门要密切协作，建立联防联控机制，加强疫情通报，共同完成流行病学调查、疫情预测预警和扑灭工作。

卫生健康部门全面负责人员医疗救治、流行病学调查和疫情处理；农业农村部门负责畜间堵源、消毒、监测

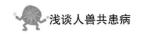

流调、无害化处理、免疫；工商行政管理部门加强市场监管，严把流通环节；商务部门加强定点屠宰检查；宣传部门在媒体公布疫情，广泛进行疾病防治科普知识宣传；公安政法部门密切关注社会治安情况，确保疾病发生地区和全省的社会稳定；出入境检疫部门积极开展检验、检疫工作。

（2）早、快、严、小

一旦发生重大人兽共患病疫情，相关部门要第一时间迅速反应，果断采取封锁疫区和扑杀感染动物、对环境进行消毒等措施，及时控制和扑灭疫情，将损失减少到最低限度。禁止染疫、疑似染疫和易感动物、动物产品流出疫区，禁止非疫区的易感动物进入疫区，并根据扑灭动物疾病的需要对出入疫区的人员、运输工具及有关物品采取消毒和其他限制性措施。

13. 为什么要给人和动物打预防针？

打预防针即免疫接种，免疫接种能激发机体产生针对某种病原体的特异性抵抗力，是使易感个体成为不易感个体的一种手段。有计划、有组织地进行免疫接种是预防和控制人兽共患病的重要措施之一。打预防针既可预防传染病的发生，如天花通过接种疫苗被消灭，每年秋冬季节接种流感疫苗预防流感等；也可在受威胁时紧急预防，如被狗抓伤咬伤时紧急注射狂犬病疫苗。

在动物防疫方面，本着"人病兽防、关口前移"的原则，通过给动物打预防针，可降低动物发病率，同时防止动物疫病传染给人，如目前我国对高致病性禽流感、口蹄疫等病种开展强制性免疫，对狂犬病、布病、炭疽等根据辖区内流行情况开展地方计划免疫。

14. 什么是计划性药物预防和应急性药物预防？

药物预防可以使受某种人兽共患病威胁的易感动物和人免于疫病的危害，也是预防人兽共患病的有效措施之一。

（1）计划性药物预防

根据某些疾病的流行季节和特点，给易感人群和动物群进行计划性药物预防和驱虫对某些人兽共患病有较好的

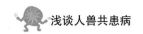

预防效果，如人的钩端螺旋病、乙脑等。

（2）应急性药物预防

在某些人兽共患病流行期间，可以对与患病个体接触过，可能已感染的人和动物，或受到疾病威胁的人和动物，进行应急性药物预防，常能收到良好的预防效果。如炭疽、布病、流行性感冒、日本血吸虫病等，都可采用应急性的药物预防措施。

15. 人兽共患病监测主要包括哪些方面？

监测对于人兽共患病防控具有重要意义，人兽共患病监测是在诊断的基础上，对疫情进行长期的统计、分析和对比，研究影响疾病发生、传播、流行的因素，明确流行规律，指导疾病风险分析，具体分为以下三个方面：

（1）动物疫情监测

动物疫情监测就是选择一定的样本，用规定的方法，对疾病分布情况进行检查，对疫情进行统计分析。可以分为两个阶段，第一阶段是发现、感知、识别疾病阶段，采集样品，主动地进行监测，确定疫情后进行归类；第二个阶段是预测预警阶段，对发现的疫情进行统计分析，运用流行病学知识，发现和总结疾病流行规律，进行预测预警。

（2）人的疫情监测

人的疫情情况是揭示人兽共患病疫情的重要方面，是动物疫情的重要显示器，因此，要注意人的疫情的发展变化情况。人的疫情监测的主要方法就是对卫生系统公布的人兽共患病疫情进行统计分析，兽医和卫生部门应同步进行监测工作，并向社会公布。

（3）疫源地监测

疫源地监测是在动物和人疫情监测的基础上，研究和分析疾病的地理分布情况及疫源地的消长、变化规律。人兽共患病的疫源地不是固定不变的，有时候会消失，有时候会扩大，及时掌握疫源地的范围，对人兽共患病的预防控制极为重要。

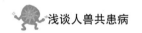

16. 人兽共患病是如何确诊的?

人兽共患病都有明确的病原体,因此人兽共患病确诊的重要依据除了流行病学史,病患的临床症状、体征以外,关键的金标准是病原学检查。一般来说,病原学检查主要分为针对病原体的直接检查和免疫学检测。

对病原体的直接检查,比如对细菌性病原体,可以通过染色镜检或细菌培养等进行检查;对于病毒可以通过核酸检测或病毒分离培养等手段分离出病原体;对于寄生虫可以采取沉淀法、涂片法和盐水漂浮法等在体液或分泌物中查找虫体。

免疫学检测就是针对病原体自身的抗原和血液中产生的针对病原体产生的抗体进行检测。主要有三大类:一是变态反应,例如结核菌素点眼、皮内变态反应等;二是免疫反应,如凝集反应、沉淀反应、琼脂扩散试验、中和试验等;三是免疫标记,如免疫荧光技术、酶联免疫吸附试验(ELISA)、放射免疫分析等。

17. 怎样加强动物及动物产品的检验检疫？

建立健全的检验检疫制度，对引进、运输以及饲养的动物或动物产品，严格按照《动物检疫管理办法》相关要求，定期进行检验检疫，及时发现患病或携带病原体的动物，并对其进行隔离或科学处理，严防不符合检疫规定的动物及动物产品流入市场。同时，在饲养或运输过程中，要做好环境卫生，定期进行消毒，杀灭病原体，减少疫病的发生。对于动物源性食品，要加强食品卫生检验，确保食品卫生安全。

18. 饲养宠物具有哪些人兽共患病风险？

宠物传染给人的人兽共患病主要有五类：一是细菌病，如破伤风、结核病、猫抓病等。人被宠物抓伤或者咬伤都有可能感染破伤风；孔雀、鸽子、鹦鹉、八哥等都易感染结核病且可传染给人；猫身上携带的巴尔通体通过抓伤、咬伤或舔人的开放性伤口传染给人类。二是病毒病，包括狂犬病、禽流感等。狂犬病是最为人熟知一种人兽共

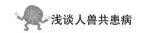

患病，因被狗咬伤传播到人身上，人感染后潜伏期长短不一，一般为 3 ～ 4 天，长者可达半年，患者会因全身麻痹瘫痪而死。三是寄生虫病，狗和猫经常携带多种寄生虫，其中很多能传染给人，如大多数养猫的人熟知的弓形虫病，受感染的猫通常不会表现任何症状，因此主人可能不知道自己处于危险之中，若孕妇接触感染弓形虫的猫后，可能会造成胎儿先天性畸形、智力缺陷等。此外，蛔虫、钩虫、绦虫等动物携带的常见肠道寄生虫，跳蚤、疥螨等是动物携带的常见体表寄生虫。四是真菌病，犬、猫等宠物的皮肤真菌可通过接触传染给人类，人是否会感染则与自身的免疫力、平时与宠物接触是否过于亲密、个人清洁是否及时等有关，如皮肤有轻微磨损或出汗很多的时候更容易被感染。一般人感染皮肤真菌会出现红圈样丘疹，有瘙痒的感觉。五是衣原体病，如鹦鹉热。鹦鹉、鸽子、火鸡等禽类羽毛和粪便带有的鹦鹉热衣原体，人主要因吸入被其粪便或毛尘污染的空气而感染。

19. 怎样避免因饲养宠物导致人兽共患病的发生?

（1）文明养宠，如主动为爱犬登记注册，外出时束好犬绳，避开人流高峰，防止意外事件的发生。遛犬时要随时携带宠物粪便袋或垃圾袋，及时清除犬只排泄的粪便。

（2）改善宠物饲养条件，确保饲料和饮用水的清洁卫生，保持宠物用品和器具的清洁卫生，饲养环境要定期消毒。

（3）训练宠物的饮食习惯，防止宠物在外乱食，不要给犬、猫等宠物喂没有煮熟的肉类和内脏食物，以免病从口入。

（4）对宠物定期进行疫苗接种，如狂犬病疫苗、乙脑疫苗、禽流感疫苗等。

（5）定期驱除和杀灭宠物体表、体内寄生虫，定期对宠物进行消毒。

（6）与宠物保持适当的距离，尽量不与宠物有同床、贴脸甚至接吻等亲密接触，不要让宠物舔人的伤口。加强自我保护，引导家人，尤其是儿童不要嬉逗犬、猫，避免

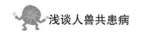

被咬伤。

（7）接触宠物后要及时洗手，严格控制人的食品和饮用水不被宠物接触到。

（8）加强对宠物的健康观察，一旦发现宠物患病，及时到正规宠物医院进行治疗。

（9）被宠物抓伤或咬伤，及时清创、就医，视情况接种疫苗或高免血清，适当口服药物。

20. 畜禽养殖等相关行业从业人员有哪些人兽共患病风险？

职业性是人兽共患病易感人群的重要特征，从事畜禽养殖、运输、屠宰、诊疗、加工及实验室检测等工作的人员是人兽共患病的高危人群。在未进行科学防护的情况下直接接触发病或携带病原体的动物，间接接触被患病动物排泄物、流产物污染的环境、垫草、皮毛，或食用未经检疫的肉、乳等动物产品，甚至吸入含有病原体的气溶胶，都有可能发生感染。

如 2005 年四川暴发的人感染猪 2 型链球菌病疫情，

最开始是在病死猪宰杀人员和食用病死猪肉的人员中发生；2010 年 12 月，某大学动物医学院使用未检疫合格的山羊进行解剖实验，导致学校 27 名学生和 1 名教师感染布病；2019 年兰州一生物药厂因生产发酵罐废气排放灭菌不彻底，携带含菌发酵液的废气形成含菌气溶胶，经空气传播导致 6 000 多人感染布病。

21. 怎样降低人兽共患病对畜禽养殖等相关行业从业人员的影响？

（1）对相关从业人员做好人兽共患病的防控宣传工作，使其对人兽共患病有基本的认知与了解，从而增强其防护意识。

（2）强化相关从业人的防护技能。比如在饲养、屠宰等环节，与动物接触要全程佩戴口罩、手套、帽子，穿着工作服等，必要时佩戴护目镜；对死因不明的动物或者流产物、死胎等，要按照有关技术规范进行操作，不可盲目解剖。

（3）严格控制动物来源，做好动物检疫，定期开展消毒工作，选择合适的疫苗适时进行免疫，定期开展人兽

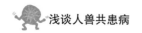

共患病风险排查。

（4）密切接触发病动物的相关人员，如出现可疑症状，应及时到指定的疾病预防控制机构或医院就诊。

22. 老百姓怎样做才能远离人兽共患病的威胁?

（1）提高自身抵抗力。保证充足的睡眠、多喝水、合理膳食、坚持适度运动等可以增强体质，提高身体免疫力；合理接种疫苗也可有效增强免疫力。

（2）养成健康的饮食习惯。选用经过检验的乳、肉、蛋品，提倡熟食。不吃生的或未熟透的肉类、蛋类，切忌吃生的淡水鱼、虾、螺、蟹、蛙、蛇等食物，拒绝食用未消毒或消毒不彻底的奶等；不吃没有熟透的涮羊肉、烤肉等；免疫力低下个体尽量少食用即食食品，充分洗涤，充分烹饪；切肉的刀具生熟分开；不食用来源不明肉制品、野味、病死畜禽；推行分餐制，使用公勺公筷。

（3）养成良好的卫生习惯。勤洗手，不用不干净的手触摸口、眼、鼻；戴口罩；咳嗽或打喷嚏时用纸巾或肘袖遮掩口鼻；不随地吐痰；鼻涕或痰液用纸巾包好，弃置于有盖垃圾箱内；保持居家清洁和周围环境整洁，常通风等。加强环境管理，注意消毒、杀虫、灭鼠。农村要建卫生厕所，人粪经发酵处理后再施肥；畜舍与人居住地应隔开，且有一定距离。

（4）提高自我防病意识。外出时，准备好个人防护用品；避免与有发热、咳嗽、咳痰等呼吸道症状的病人近距离接触；尽量避免出入人群大量聚集场所。野外观光、露营注意饮食安全、防蚊虫；外出旅行需了解当地传染病的流行情况、卫生状况和水污染状况；不随意触摸、抓捕野生动物、昆虫，尽管他们看起来没病；被动物咬伤、抓伤或昆虫叮咬时立即处理和就医治疗。加强自我健康监护，旅行前夕或旅行期间出现健康异常，应及早就医；出行归来一段时间应注意加强自我健康监护，一旦出现身体不适，应及时就医并主动告知医生自己的旅行史。

（邓飞、邵靓、姚玲、张代芬、王利春）

第十二章　消毒知识

　　导读: 通过消毒清除和杀灭病原体，是阻断疾病传播的重要手段之一。但消毒同时也是一把"双刃剑"：一方面可以消灭病原体，另一方面，若使用过度或使用不当，同样会造成人和动物的损伤以及环境的破坏。人兽共患病的病原体较多，传播途径复杂，所以在预防和控制人兽共患病时，一定要科学消毒、精准施策，避免一些误区，谨防达不到消毒效果或过度消毒。

1. 什么是消毒？

消毒是指用消毒因子杀灭、清除、中和或抑制人或动物机体外环境中的目标微生物，使其达到无害化。按消毒的目的和内容，通常将消毒分为预防性消毒和疫源地消毒。预防性消毒是在没有明确的传染源存在时的消毒，也是公众接触最多的消毒，一般按消毒产品的说明书进行操作即可。疫源地消毒的目的是杀灭或清除传染源排出的病原体，一般是在病人居所、病房、患病动物圈舍等场所开展。操作时需按法律法规和技术标准等的要求执行，通常由专业人员指导或操作，并按照相关要求适时开展效果评价。

2. 如何进行手部的清洁和消毒？

接触传播是很多人兽共患病传播的重要途径。保持手部的清洁和卫生对预防人兽共患病十分重要。手部有可见污染物时，在流动水下用洗手液（或肥皂）洗手；无可见污染物时，可洗手或用手消毒剂揉搓双手。通常以下情况应进行洗手或手消毒：①清洁操作前，如饮食前、加工制

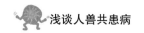

作食品饮料前、触摸口鼻和眼睛前、护理老年人和婴幼儿前等；②污染操作后，如咳嗽、打喷嚏用手捂口鼻后、大小便后、护理病患后、接触或处理各种垃圾和污物后等；③手部有明显污染物时；④传染病流行期间，触摸门把手、电梯按键等各类高频接触的物体表面后。

3. 什么是标准的洗手法？

公众标准的洗手方法一般是在流动水下，使双手充分淋湿，取适量洗手液（或肥皂）均匀涂抹至整个手掌、手背、手指、指甲缝和指缝，按照"六步洗手法"认真揉搓双手，进行洗手。医务人员应按照相关规范的要求进行手卫生。

4. 如何对室内空气进行消毒？

在没有明确传染源时，普通住所等环境一般采用开窗通风换气就可达到降低室内空气微生物密度的目的。通常推荐每日开窗通风换气2次，每次30分钟左右。有传染源存在的病人住所、病房等场所的室内空气消毒，有人条

件下可使用人机共存的循环风空气消毒机进行消毒；无人
情况下可使用紫外线照射消毒，或过氧乙酸、二氧化氯、
过氧化氢等化学消毒剂喷雾消毒，或者消毒剂气体熏蒸等
方法。实施室内空气消毒人员应根据不同消毒因子的特性
做好个人防护。特别值得注意的是，使用化学消毒剂喷雾
时，应关好门窗，待达到消毒作用时间后，打开门窗，
散去空气中残留的消毒剂雾粒。

5. 什么是煮沸消毒法？

煮沸消毒法常用于餐（饮）具、服装、被单等耐湿、
耐热物品的消毒。煮锅内的水应将物品全部淹没。水沸
开始计时，持续 15 ~ 30 分钟。计时后不得再新加入物
品，否则持续加热时间应从重新加入物品再次煮沸时算
起。亦可用 0.5% 肥皂水，或 1% 碳酸钠溶液代替清水，
以增强消毒效果。

6. 什么是浸泡消毒法？

常用于餐（饮）具、服装、污染的医疗用品等的消

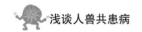

毒。消毒剂溶液应将物品全部浸没，作用至规定时间后，取出用清水冲净，晾干。根据消毒剂溶液的稳定程度和污染情况，及时更换所用溶液。

7. 什么是擦拭消毒法？

常用于家具、物品表面的消毒。用清洁的布或毛巾浸以消毒剂溶液，依次往返擦拭被消毒物品表面。在使用含氯消毒剂等具有较强氧化性和腐蚀性的消毒剂时，应在作用至规定时间后，用清水擦净以减轻可能引起的腐蚀作用。

8. 什么是普通喷雾消毒法？

普通喷雾消毒法喷出的消毒液粒径多在 100 μm 以上，常用于居室表面和家具表面的消毒。用普通喷雾器进行消毒剂溶液喷雾，以使物品表面全部润湿为度，作用至规定时间。喷洒有刺激性或腐蚀性消毒剂时，消毒人员应戴防护口罩和眼镜，并将食品、食（饮）具及衣被等物收放好。

9. 常用消毒剂用哪些？

日常生活中所购买和使用的消毒剂以化学消毒剂为主。常用的化学消毒剂有含氯消毒剂（如 84 消毒剂、漂白粉、次氯酸钠、二氯异氰尿酸钠）、过氧化物消毒剂（如过氧化氢、过氧乙酸、二氧化氯）、醇类消毒剂（如 75% 酒精）、季铵盐类消毒剂（苯扎氯铵、苯扎溴铵、度米芬）、含碘消毒剂（如碘酊、碘伏）等。

10. 如何选择消毒剂？

各种类型的化学消毒剂特性不同，公众在购买和使用消毒剂时应仔细阅读产品说明书，确保消毒剂有效成分及含量、适用范围等应与目标消毒对象相符。

11. 如何检查消毒剂是否为合格产品？

在购买和使用消毒剂和消毒器械等消毒产品时，公众可以通过"全国消毒产品网上备案信息服务平台"等平台查询消毒产品的卫生安全评价报告资料。可重点关注标

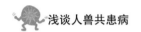

签、说明书等宣称的内容等是否与《消毒产品卫生安全评价技术要求》（WS 628—2018）要求的检验检测项目一致，并符合相关要求。一般物体表面应包含金黄色葡萄球菌杀灭试验和大肠杆菌杀灭试验；空气消毒应包含模拟现场试验和现场试验；医院污水消毒应包含现场试验等。

12. 常见的消毒误区有哪些？

误区一：直接喷洒酒精或其他消毒剂对人体表面及衣物进行消毒。

正确做法：在没有明确污染的情况下，不能也不必要直接对人体或衣物进行消毒，喷洒消毒会刺激人体皮肤黏膜，造成其他损伤。被污染的身体部位（用皮肤消毒剂）和被污染的衣物等才应进行清洁和消毒。

误区二：使用洒水车喷洒化学消毒剂开展大规模的外环境消毒。

正确做法：外环境空气流通良好，没有必要实施空气消毒。通常洒水车喷出的消毒液粒径较大，在空气中长期停留时间较短，不能与空气中的污染物充分结合，难以达到消毒效果。同时，复杂的外环境，对消毒剂的影响较大，使用大剂量和高浓度的消毒剂也会对环境和人体等造成污染和伤害。故不建议使用该种方法消毒。

误区三：使用高浓度的含氯消毒剂（超过 1 000 mg/L）进行预防性消毒，消毒后不用清水清洁。

正确做法：含氯消毒剂具有腐蚀性，浓度太高的含氯消毒剂腐蚀性强，容易损伤人体健康和腐蚀物品。预防性消毒推荐的含氯消毒液有效浓度为 250 ～ 500 mg/L，消毒达到作用时间后用清水清洗，避免腐蚀物品。

误区四：使用热水配制含氯消毒剂和使用热烟雾机喷洒含氯消毒剂消毒。

正确做法：热水和脉冲式弥雾机（通过产生高温高压气流将药液爆炸粉碎成微米颗粒排入空气中冷却形成弥雾）产生的热易导致本身性质不稳定的含氯消毒剂失效。使用含氯消毒剂时应根据产品说明书等，现配现用，避免受热，以保证消毒因子的稳定和有效。

（李张）

第十三章 人兽共患病的其他有关科普知识

　　导读：人兽共患病不仅会严重损害人民群众身体健康，对畜牧业高质高速发展也存在极大的阻力。我国现已成立了疾病预防控制中心、疫病预防控制中心等公益事业单位，并且发布了《中华人民共和国动物防疫法》《人畜共患传染病名录》等法律法规、公告为人民群众保驾护航。

1. 新修订的《人畜共患传染病名录》包括哪些传染病?

人兽共患病严重影响人民群众身体健康和畜牧业高质量发展,根据《中华人民共和国动物防疫法》有关规定,农业农村部于 2022 年 6 月对原《人畜共患传染病名录》进行了修订(农业农村部公告 第 571 号)。新修订的名录中,人兽共患传染病包括:牛海绵状脑病、高致病性禽流感、狂犬病、炭疽、布病、沙门氏菌病、牛结核病、日本脑炎(即流行性乙型脑炎,简称乙脑)、猪 2 型链球菌、钩端螺旋体病、马鼻疽、李氏杆菌病、类鼻疽、鹦鹉热、Q 热、尼帕病毒性脑炎、弓形虫病、棘球蚴病、日本血吸虫病、旋毛虫病、囊尾蚴病、片形吸虫病、利什曼原虫病、华支睾吸虫病。

2.《人畜共患传染病名录》(2022 修订版)有哪些变化?

修订后的《人畜共患传染病名录》,去掉了原目录中

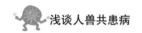
的野兔热、大肠杆菌病（O157：H7）、放线菌病、丝虫病、禽结核病 5 种传染病，新增了鹦鹉热、尼帕病毒性脑炎、华支睾吸虫病。需注意的是原猪乙型脑炎名称改为日本脑炎、原猪 2 型链球菌病名称改为猪链球菌 2 型感染、原猪囊尾蚴病名称改为囊尾蚴病、原名肝片吸虫病名称改为片形吸虫病、原名利什曼病名称改为利什曼原虫病。

3. 《中华人民共和国动物防疫法》（2021 修订版）有哪些变化？

此次修订进行了两个调整。一是将动物防疫的方针由原来"预防为主"调整为"预防为主，预防与控制、净化、消灭相结合"。在全面防控的基础上，推动动物疫病从有效控制并向逐步净化消灭转变。二是动物防疫责任由原来主要由政府兽医机构承担调整为构建责任明确、各负其责、各尽其能的防疫责任体系。

4. 动物疫病净化有什么意义？

实施动物疫病净化，是疫病防控的重要路径，是预防、控制基础上逐步根除疫病病原体的进一步措施，也是疫病防控的最终目标。通过人兽共患病相关疫病净化场、无疫小区和无疫区的建设和示范带动作用，可以不断提升全国养殖环节生物安全水平，保障畜产品的供给；可以有效防控人兽共患病，从源头上保障公共卫生安全。截至2022年11月3日，全国共有9家企业通过了国家级牛布病净化场和国家级牛结核病净化场评估，7家企业通过了国家级羊布病净化场评估，8家企业通过了高致病性禽流感和新城疫无疫小区评估，6家企业通过了布病无疫小区评估，1家企业通过了牛结核病无疫小区评估，1个地区通过了免疫无高致病性禽流感区评估。

5. 根据《中华人民共和国动物防疫法》动物疫病如何分类？

根据动物疫病对养殖业生产和人体健康的危害程度，

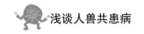

将动物疫病分为下列三类：

一类疫病是指对人与动物危害严重，需要采取紧急、严格的强制预防、控制、扑灭等措施疫病，共 17 种，其中口蹄疫、高致病性禽流感、牛海绵状脑病是人兽共患病。

二类疫病是指可能造成重大经济损失，需要采取严格控制、扑灭等措施，防止扩散的，共 77 种，其中狂犬病、布病、炭疽、弓形虫病、棘球蚴病是人兽共患病。

三类疫病，是指常见多发、可能造成重大经济损失，需要控制和净化的，共 63 种，其中大肠杆菌病、李氏杆菌病、类鼻疽、放线菌病、肝片吸虫病、丝虫病、附红细胞体病、Q 热是人兽共患病。

6. 在人兽共患病防控方面有哪些机构参与，各机构在工作上有何差异？

疾病预防控制机构主要承担人的传染病监测、预测、流行病学调查、疫情报告以及其他预防、控制工作。

医疗机构承担与医疗救治有关的人的传染病防治工作和责任区域内的传染病预防工作。城市社区和农村基层医疗机构在疾病预防控制机构的指导下，承担城市社区、农村基层相应的人的传染病防治工作。

动物疫病预防控制机构主要承担动物疫病的监测、检测、诊断、流行病学调查、疫情报告以及其他预防、控制等技术工作；承担动物疫病净化、消灭的技术工作。

动物卫生监督机构主要负责动物、动物产品的检疫工作。

林业和草原局负责陆生野生动物资源监督管理。组织开展陆生野生动物资源调查，拟订及调整国家重点保护的陆生野生动物，指导陆生野生动物的救护繁育、栖息地恢复发展、疫源疫病监测，监督管理陆生野生动物猎捕或采集、驯养繁殖、经营利用，按分工监督管理野生动物进出口。

海关总署主要负责出入境动物及其产品检验检疫，依法查处走私、违规案件，负责所管辖区域走私犯罪案件的侦查、拘留，执行逮捕、预审工作，组织实施海关缉私工作。

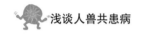

7. 什么是疾病预防控制中心?

疾病控制中心一词来自美国主管国家疾病预防控制的业务机构，现更名为疾病控制与预防中心（center for disease control and prevention，简称 CDC 或 CDCP）。目前，我国已建立中国疾病预防控制中心（China CDC），并且在各省、自治区、直辖市设立了相应的分支机构。中国疾病预防控制中心（以下简称中国疾控中心），是由政府举办的实施国家级疾病预防控制与公共卫生技术管理和服务的公益事业单位。

中国疾控中心通过对疾病、残疾和伤害的预防控制，创造健康环境，维护社会稳定，保障国家安全，促进人民健康；其宗旨是以科研为依托、以人才为根本、以疾控为中心。在卫生部领导下，发挥技术管理及技术服务职能，围绕国家疾病预防控制重点任务，加强对疾病预防控制策略与措施的研究，做好各类疾病预防控制工作规划的组织实施；开展食品安全、职业安全、健康相关产品安全、放射卫生、环境卫生、妇女儿童保健等各项公共卫生业务管理工作，大力开展应用性科学研究，加强对全国疾病预防控制和公共卫生服务的技术指导、培训和质量控制，在防病、应急、公共卫生信息能力的建设等方面发挥国家队的作用。

8. 什么是动物疫病预防控制中心？

动物疫病预防控制中心是国家设立在县级以上、有很强技术性的全民事业公益单位。我国在 2006 年建立中国动物疫病预防控制中心，并且在各省、自治区、直辖市设立了相应的分支机构。中国动物疫病预防控制中心是承担全国动物疫情分析和处理、重大动物疫病防控、畜（禽）产品质量安全检测和动物卫生监督等事务的管理机构。其主要职责之一便是研究提出人兽共患病的预防控制规划、扑灭计划、应急预案建议，指导人兽共患病防治工作。中国动物疫病预防控制中心作为国家级兽医技术支持机构，是农业农村部联系各地动物卫生监督执法机构和技术支持机构的重要桥梁和纽带，是参与国际兽医事务的重要窗口，对加强我国高致病性禽流感等重大人兽共患病防控工作，促进动物防疫工作长效机制的建立，维护国家公共卫生安全具有重要意义。

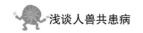

9. 个人及社会团体能否参与人兽共患病防控？

国家支持和鼓励社会力量参与人兽共患病防控工作。各级人民政府采取措施，支持和方便单位和个人参与人兽共患病的宣传教育、疫情报告、志愿服务和捐赠等活动。

10. 单位和个人发现染疫或者疑似染疫的情况应当向什么部门报告？

疾病预防控制机构、医疗机构和采供血机构及其执行职务的人员发现《中华人民共和国传染病防治法》规定的传染病疫情或者发现其他传染病暴发、流行以及突发原因不明的传染病时，应当遵循疫情报告属地管理原则，按照国务院规定的或者国务院卫生行政部门规定的内容、程序、方式和时限报告。

任何单位和个人发现传染病病人或者疑似传染病病人时，应当及时向附近的疾病预防控制机构或者医疗机构报告。

港口、机场、铁路疾病预防控制机构以及国境卫生检疫机关发现甲类传染病病人、病原携带者、疑似传染病病人时，应当按照国家有关规定立即向国境口岸所在地的疾病预防控制机构，或者所在地县级以上地方人民政府卫生行政部门报告并互相通报。

从事动物疫病监测、检测、检验检疫、研究、诊疗以及动物饲养、屠宰、经营、隔离、运输等活动的单位和个人，发现动物染疫或者疑似染疫的，应当立即向所在地农业农村主管部门或者动物疫病预防控制机构报告，并迅速采取隔离等控制措施，防止动物疫情扩散。其他单位和个人发现动物染疫或者疑似染疫的，应当及时报告。

11. 在江河、湖泊、水库等水域发现死亡畜禽，该如何处置？

在江河、湖泊、水库等水域发现的死亡畜禽，由所在地县级人民政府组织收集、处理并溯源。在城市公共场所和乡村发现的死亡畜禽，由所在地街道办事处、乡级人民政府组织收集、处理并溯源；在野外环境发现的死亡野生

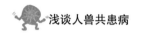

动物，由所在地野生动物保护主管部门收集、处理。

12. 发现流浪犬、猫，特别是具有一定危险性的，可以找哪些部门？

可以通过联系本辖区居民委员会、村民委员会、街道办事处、乡级人民政府、县级人民政府等来解决，急、危等情况也可以通过报警来处理。

13. 饲养宠物狗必须登记吗？

《中华人民共和国动物防疫法》第三十条规定：单位和个人饲养犬只，应当按照规定定期免疫接种狂犬病疫苗，凭动物诊疗机构出具的免疫证明向所在地养犬登记机关申请登记。

温馨提示：对饲养的犬只未按照规定定期进行狂犬病免疫接种且逾期不改正的将面临 5 000 元罚款。其次，携带犬只出户的，应当按照规定佩戴犬牌并采取系犬绳等措施，防止犬只伤人、疫病传播。

14. 被猫狗抓咬伤如何处理？

第 1 步：应立即认真彻底地冲洗伤口。用肥皂水或清洁剂和一定压力的流动清水交替冲洗所有的咬伤和抓伤处，至少 15 分钟。伤口较深时需尽可能打开伤口并用注射器或者较高压力水流将伤口深部也冲洗到位，时间持续 30 分钟以上，在冲洗的同时不间断地用力挤压周围软组织，将污血尽可能地排出体外。

第 2 步：冲洗完毕后可用碘酊（碘伏）或者 75% 医用酒精等消毒液涂擦消毒伤口。尽量将伤口敞开不予缝合，也不要包扎和涂抹药膏等，以利于污染的血液和组织液进一步排出体外。如果伤及血管出血不止则需要缝合，但也要充分引流。如果现场条件有限，应尽快到当地医院处理伤口。千万不能模仿影视作品中的场景用嘴将伤口内污血吸出，因为这样做很容易通过口腔黏膜感染狂犬病病毒。

第 3 步：尽早注射狂犬疫苗，越早越好。首次注射疫苗的最佳时间是被咬伤后的 24 小时内，并联合注射破伤风抗毒素。可以拨打当地疾病预防控制中心电话去当地指定医院注射狂犬疫苗。就算超过 24 小时注射疫苗，只要在

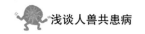

疫苗生效前，也就是疫苗刺激机体产生足够的免疫力之前人还没有发病，疫苗就可以发挥作用。如果咬伤的伤口较为严重，一定要注射抗狂犬病毒血清，与狂犬疫苗同时使用。因为疫苗接种后 14 天体内抗体滴度才能达到保护性水平，因此早期体内没有抗体中和狂犬病毒。此时注射的抗病毒血清能够立即中和伤口周围的狂犬病毒，阻止其扩散并侵入神经系统，为疫苗接种后机体主动产生抗体赢得时间。

15. 猫狗宠物能否带上飞机？

可以带宠物上飞机：

（1）根据航空旅客携带宠物须知，需要在机舱内运输宠物的旅客需要提前 24 小时向所乘航空公司直属售票处提出申请。

（2）需要准备两个证书。一是动物卫生监督机构出具的动物检疫证明。必须填写"携带工具消毒"一栏，并在单据上加盖动物卫生监督所专用章；二是动物疫苗注射证明。

（3）宠物应单独包装，总重量（包括宠物和宠物箱）

不得超过 5 kg（含）。宠物箱要放在椅子前排的下面。宠物箱的长度、宽度和高度不得超过 35 × 28 × 24 cm。

（4）对于可以运输的限养宠物品种，目前有了所乘航空公司的"限养宠物品种"名单，普通家庭驯养的猫狗都可以。

（5）要求宠物为 6 个月以上，身体健康，未怀孕，48 小时内不得分娩。

16. 哪些公共卫生服务项目与人兽共患病息息相关?

公共卫生服务是一种成本低、效果好的服务，但又是一种社会效益回报周期相对较长的服务。改革开放以来，我国不断加强公共卫生服务体系建设，基本建成了覆盖全国城乡的疾病预防控制体系和应急医疗救治体系，在党和政府的正确领导下，确保历次大的自然灾害之后无大疫，严重威胁群众健康的重大传染病、地方病得到有效控制，消除了丝虫病，实现了无脊髓灰质炎，有效应对老人感染高致病性禽流感、人感染猪链球菌等疫情。到 2019 年，国家基本公共卫生服务项目涵盖 19 项内容，其中地方病防治、重大疾病与健康危害、禽流感、SARS 防控项目、鼠

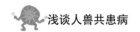

疫防治这些项目与人兽共患病息息相关。凡是中华人民共和国公民，无论是城市还是农村、有无户籍的常住人口，都能享受国家基本公共卫生服务。

17. 什么是WOAH？

世界动物卫生组织（英语：world organization for animal health，WOAH；法语：office international des épizooties，OIE），也称"国际兽疫局"，是1924年1月25日建立的一个国际组织。WOAH共有5个区域委员会，主要任务是协调促进地区成员开展合作，研究解决区域动物疫病控制政策和技术问题。该组织成立宗旨是改善全球动物和兽医公共卫生以及动物福利状况。该组织的主要职能是收集并通报全世界动物疫病的发生发展情况及相应控制措施；促进并协调各成员加强对动物疫病监测和控制的研究；制定动物及动物产品国际贸易中的动物卫生标准和规则。该组织在由各成员国政府委派的常驻代表组成的国际委员会的授权和管理下开展工作。WOAH的职能由WOAH中央办公署具体实施，中央办公署的署长由国际委员会任命；中央办公署执行由选举产生的委员会草拟的决议。这些委员会包括：管理委员会、区域性委员会、专家委员会。2007 年，WOAH 第 75 届国际委员会大会通过决议，决定中华人民共和国恢复行使在 WOAH 的合法权利与义务。中国与 WOAH 交流合作日益增多，每年会派代表团出席WOAH 大会。

18. 什么是 WHO？

世界卫生组织（world health organization，WHO，简称世卫组织）是联合国下属的一个专门机构，总部设置在瑞士日内瓦，只有主权国家才能参加，是国际上最大的政府间卫生组织。

WHO 的宗旨是使全世界人民获得尽可能高水平的健康。WHO 的主要职能包括：促进流行病和地方病的防治；提供和改进公共卫生、疾病医疗和有关事项的教学与训练；推动确定生物制品的国际标准。

19. 什么是"同一个世界，同一个健康"理念？

2004 年美国曼哈顿国际会议提出"同一个世界，同

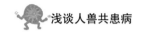

一个健康"的理念，希望建立一个全球性整体互动的预防流行病、维持良好的生态平衡的体系。2007 年在印度新德里召开的禽流感国际会议上，联合国粮食及农业组织（FAO）、WOAH、WHO、联合国儿童基金会和世界银行等几大国际组织同意接受"同一个世界，同一个健康"的理念，并制定了实现动物—人类—生态共健康的全球战略框架。

"同一个世界，同一个健康"理念针对人兽共患病来说，一方面说明人兽共患病不是一个国家或地区的事情，国际上面临同样的健康威胁；另一方面人兽共患病不仅是兽医的事情，也必须包括医学、公共卫生、环境卫生、食品安全、社会和执政当局的全面合作，也就是全社会的事务。

"同一个世界，同一个健康"理念提出 5 个战略措施：

（1）通过长期干预手段，建立符合 WHO 和 WOAH规范和标准的有效监管系统。

（2）通过提高国家和国际应急响应能力，以控制疾病暴发为手段来预防地区和全球面临的疾病威胁，特别是人兽共患病威胁。

（3）更好地关注贫困地区，从关注发达国家经济转向发展中国家经济，从关注现实疾病转向潜在疾病，重视地区性重大疾病扩散。

（4）加强多地区、多学科、多部门的广泛合作。

（5）通过执行战略性研究，开发一些合理有效的、有针对性的疾病控制计划。

"同一个世界，同一个健康"理念确定6个目标：

（1）建立国际、区域和国家对疾病流行的监察能力，运用国际标准、手段和监视方法的能力。

（2）确保国际、区域和国家有足够的保护公众卫生和动物卫生的能力，包括信息沟通策略，以便预防、检测或应对疾病暴发。

（3）确保国家应急系统运转的能力，全球快速应急支持的能力。

（4）提升机构之间和部门之间的协作能力，密切合作关系。

（5）控制潜在传染病、人兽共患病的发生。

（6）开展人兽共患病战略性研究。

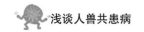

20. "人病兽防，关口前移"出自何处？

2021 年 9 月 29 日，习近平总书记在中共中央政治局第三十三次集体学习时强调，生物安全关乎人民生命健康，关乎国家长治久安，关乎中华民族永续发展，是国家总体安全的重要组成部分，也是影响乃至重塑世界格局的重要力量。

习近平总书记强调，要强化系统治理和全链条防控，坚持系统思维，科学施策，统筹谋划，抓好全链条治理。要织牢织密生物安全风险监测预警网络，健全监测预警体系，重点加强基层监测站点建设，提升末端发现能力。要快速感知识别新发突发传染病、重大动植物疫情、微生物耐药性、生物技术环境安全等风险因素，做到早发现、早预警、早应对。要建立健全重大生物安全突发事件的应急预案，完善快速应急响应机制。要加强应急物资和能力储备，既要储备实物，也要储备产能。要实行积极防御、主动治理，坚持人病兽防、关口前移，从源头前端阻断人兽共患病的传播路径。要立足更精准更有效地防，理顺基层动植物疫病防控体制机制，明确机构定位，提升专业能力，夯实基层基础。

（陈弟诗、邱明双、张孟思、徐志文、

何蕴利、高露、李盛琼、黄雅琳、陈科竹）

参考文献

1. 柳增善，卢士英，崔树森 . 人兽共患病学 [M]. 北京：科学出版社，2014.

2. 房海，史秋梅，陈翠珍，等 . 人兽共患细菌病 [M]. 北京：中国农业科学技术出版社，2012.

3. 金宁一，胡仲明，冯书章 . 新编人兽共患病学 [M]. 北京：科学出版社，2007.

4. 王萧，张永斌 . 人兽共患病 [M]. 武汉：湖北科学技术出版社，2017.

5. 文心田，于恩庶，徐建国，等 . 当代世界人兽共患病学 [M]. 成都：四川科学技术出版社，2011.

6. 陈溥言 . 兽医传染病学 [M].5 版 . 北京：中国农业出版社，2006.

7. 徐雪萍 . 人兽共患病防治手册 [M]. 北京：金盾出版社，2015.

8. 陈昭斌. 消毒学概论 [M]. 北京：人民卫生出版社，2020.

9. 孙建伟，许汴利，郭万申，等. 河南省 2004—2008 年 7 种人兽共患病流行特征分析 [J]. 现代预防医学，2010，37（8）：1562-1564+1566.

10. 刘敏，刘铮然，陶晓燕，等. 2020 年中国狂犬病流行特征分析 [J]. 疾病监测，2022，37（5）：609-612.

11. 张贵生. 近年来中国人兽共患病的流行趋势及防控态势 [J]. 疾病监测，2009，24（10）：733-736.

12. 汪伟，夏菡，李健. 人类健康所面临的持久挑战：新发和再现人兽共患病 [J]. 中国热带医学，2022，22（10）：895-898.

13. 夏咸柱. 关口前移，联防联控，严防人兽共患病 [J]. 疾病监测，2019，34（10）：877-884.

14. 李小波，黄吉城. 当前传入我国风险较大的几种新发传染病 [J]. 中国人兽共患病报，2018，34（2）：182-187.

15. 袁世超，张宏斌，焦培荣，等. 人感染禽流感病毒病例在我国的分布情况 [J]. 中国人兽共患病学报，2022，38（4）：374-377.

16. 熊益权，陈清. 1978～2014 年我国登革热的流行

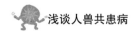

病学分析 [J]. 南方医科大学学报，2014，（12）：1822-1825.

17. 张复春. 中国登革热现状 [J]. 新发传染病电子杂志，2018，3（2）：65-66.

18. 王萍萍，郭晶，李玉保，等 .H7N9 亚型禽流感病毒研究进展 [J]. 中国人兽共患病学报，2021，37（2）：159-164+170.

19. 林丹，严延生. 寨卡病毒病 [J]. 中国人兽共患病学报，2016，32（3）：209-218.

20. 王亚丽，王煊，任瑞琦，等. 中国 2013—2016 年境外输入传染病的流行病学特征 [J]. 中华流行病学杂志，2017，38（11）：1499-1503.

21. 王晓欢，姜海. 全球人布病流行特征 [J]. 中华流行病学杂志，2020，41（10）：1717-1722.

22. 王晓君，李月华，易凤莲，等 .1990 — 2017 年中国结核病流行与控制情况 [J]. 中华流行病学杂志，2020，41（6）：856-860.

23. 洪中，吴铃铃，王丽萍，等 . 全球血吸虫病防控进展及面临的挑战 [J]. 中国寄生虫学与寄生虫病杂志，2021，39（4）：514-519.

24. 王亚丽，周蕾，任瑞琦，等 ."一带一路"国家黄热病输入我国的风险评估 [J]. 疾病监测，2021，36（6）:534–538.

25. 王亚丽，张晓怡，任瑞琦，等 . 中国内地 25 例输入性寨卡病毒病病例流行病学与临床特征分析 [J]. 中国媒介生物学及控制杂志，2017，28（6）: 535–537.

26. 王文政，陈志海 . 黄热病研究进展 [J]. 国际病毒学杂志，2017，24（2）: 137–141.

27. 韩辉，伍波，贾娇娇，等 .2021 年非洲区域黄热病疫情风险评估 [J]. 口岸卫生控制，2022，27（2）:5–8.

28. 伍卫平，王虎，王谦，等 .2012—2016 年中国棘球蚴病抽样调查分析 [J]. 中国寄生虫学与寄生虫病杂志，2018，36（1）: 1–14.

29. 夏咸柱，才学鹏，林德贵，等 . 宠物源人兽共患病防控战略研究 [J]. 中国动物检疫，2017，34（2）: 34–37+41.

30. 朱园飞，瞿涤 . 猴痘的流行现状及防控 [J]. 微生物与感染，2022，17（3）: 188–197.

31. 孔琪，夏霞宇，高虹，等 . 实验动物源人兽共患病防控战略研究 [J]. 中国动物检疫，2017，34（2）: 38–41.

32. 张伟，任超，王轶敏，等 . 人兽共患病的发生及流行原因分析 [J]. 天津农学院学报，2016，23（2）：60-62.

33. 才学鹏 . 我国人畜共患病流行现状与对策 [J]. 兽医导刊，2014，（13）：24-26.

34. 曹伟胜，辛朝安，梁昭平，等 .2004 年亚洲 H5N1 亚型高致病性禽流感流行特点及启示 [J]. 中国人兽共患病杂志，2004，（9）：801-804+753.

35. 中华人民共和国国家卫生和计划生育委员会 . 疫源地消毒总则：GB 19193-2015[S]. 北京：中国标准出版社，2015.

36. 中华人民共和国国家卫生健康委员会 . 疫源地消毒剂通用要求：GB 27953-2020[S]. 北京：中国标准出版社，2020.

37. 国家卫生健康委员会 . WS 628—2018 消毒产品卫生安全评价技术要求 [S]. 北京：国家卫生健康委员会，2018.

38. 国家卫生健康委员会 . WS/T 699—2020 人群聚集场所手卫生规范 [S]. 北京：国家卫生健康委员会，2020.

39. 农业农村部 . 农业农村部关于印发《全国畜间人兽共患病防治规划（2022—2030 年）》的通知 . 农牧发〔2022〕31 号［EB/OL］.（2022-09-14）. https://www.gov.cn/zhengce/zhengceku/2022-09/20/content_5710720.htm.

40. 中华人民共和国卫生部.消毒技术规范（2002）[S].北京：中华人民共和国卫生部，2002.

41. World Health Organization. Ebola virus disease-democratic republic of the Congo[EB/OL].（2022-08-25）[2022-09-19].https://www.who.int/emergencies/disease-outbreak-news/item/2022-DON404.

42. McArthur DB. Emerging Infectious Diseases[J]. Nurs Clin North Am. 2019，54（2）：297-311.

43. Madison-Antenucci S，Kramer LD，Gebhardt LL，et al. Emerging Tick-Borne Diseases[J]. Clin Microbiol Rev. 2020，33（2）：e00083-18.

44. Tao Z，Chen Q，Chen Y，et al. Epidemiological Characteristics of Human Brucellosis-China，2016—2019[J]. China CDC Wkly，2021，3（6）：114-119.

45. Yang H，Zhang S，Wang T，et al. Epidemiological Characteristics and Spatiotemporal Trend Analysis of Human Brucellosis in China，1950—2018[J]. Int J Environ Res Public Health，2020，17（7）：2382.

46. Ding C，Hu M，Shangguan Y，et al.Epidemic Trends in High Tuberculosis Burden Countries During the Last Three

Decades and Feasibility of Achieving the Global Targets at the Country Level[J]. Front Med （Lausanne）, 2022, 9: 798465.

47. Wang W, Bergquist R, King CH, et al.Elimination of schistosomiasis in China: Current status and future prospects[J]. PLoS NeglTropDis, 2021, 15（8）: e0009578.

48. Chutinimitkul S, Payungpormn S, Chieochansin T, et al.The spread of avian influenza H5N1 virus;a pandemic threat to mankind[J].J Med Assoe Thai, 2006, 89 suppl 3: 5218- 5233.

49. Shivaprakash KN, Sen S, Paul S, et al.Mammals, wildlife trade, and the next global pandemic[J].Current Biology, 2021, 31（16）: 3671-3681.

50. World Health Orgnization（WHO）.Avian influenza A （H5N1）[J].Weekly epidemiological record, 2004, 79（7）: 65-76.